Transtorno Psicomotor e Aprendizagem

Transtorno Psicomotor e Aprendizagem

Rachel de Carvalho Pereira
Fonoaudióloga na Connector Saúde
Especialista em Psicomotricidade pela Universidade Cândido Mendes (UCAM), RJ
Especialista em Educação Inclusiva pela UCAM, RJ
Complementação Pedagógica em Didática do Ensino Superior pela UCAM, RJ
Pós-Graduanda em Neuropsicologia e Reabilitação pelo Centro Universitário Celso Lisboa (UCL), RJ
Tutora Conteudista e Colunista do Portal Educação
Docente da Graduação do Centro Universitário Celso Lisboa (UCL), RJ

Thieme
Rio de Janeiro • Stuttgart • New York • Delhi

Dados Internacionais de Catalogação na Publicação (CIP)

P436t
Pereira, Rachel de Carvalho
   Transtorno Psicomotor e Aprendizagem/Rachel de Carvalho Pereira – 1. Ed. – Rio de Janeiro – RJ: Thieme Revinter Publicações, 2018.
   106 p.: il; 14 x 21 cm.
   Inclui Bibliografia e Índice Remissivo
   ISBN 978-85-5465-005-6
   1. Aprendizagem – Distúrbios. 2. Psicomotricidade – Desenvolvimento – Áreas – Transtorno. I. Título.
                                    CDD: 612.8
                                    CDU: 612.82

Contato com a autora:

rachelpconnector@gmail.com

© 2018 Thieme Revinter Publicações Ltda.
Rua do Matoso, 170, Tijuca
20270-135, Rio de Janeiro – RJ, Brasil
http://www.ThiemeRevinter.com.br

Thieme Medical Publishers
http://www.thieme.com
Capa: Thieme Revinter Publicações

Impresso no Brasil por Zit Gráfica e Editora Ltda.
5 4 3 2 1
ISBN 978-85-5465-005-6

Nota: O conhecimento médico está em constante evolução. À medida que a pesquisa e a experiência clínica ampliam o nosso saber, pode ser necessário alterar os métodos de tratamento e medicação. Os autores e editores deste material consultaram fontes tidas como confiáveis, a fim de fornecer informações completas e de acordo com os padrões aceitos no momento da publicação. No entanto, em vista da possibilidade de erro humano por parte dos autores, dos editores ou da casa editorial que traz à luz este trabalho, ou ainda de alterações no conhecimento médico, nem os autores, nem os editores, nem a casa editorial, nem qualquer outra parte que se tenha envolvido na elaboração deste material garantem que as informações aqui contidas sejam totalmente precisas ou completas; tampouco se responsabilizam por quaisquer erros ou omissões ou pelos resultados obtidos em consequência do uso de tais informações. É aconselhável que os leitores confirmem em outras fontes as informações aqui contidas. Sugere-se, por exemplo, que verifiquem a bula de cada medicamento que pretendam administrar, a fim de certificar-se de que as informações contidas nesta publicação são precisas e de que não houve mudanças na dose recomendada ou nas contraindicações. Esta recomendação é especialmente importante no caso de medicamentos novos ou pouco utilizados. Alguns dos nomes de produtos, patentes e *design* a que nos referimos neste livro são, na verdade, marcas registradas ou nomes protegidos pela legislação referente à propriedade intelectual, ainda que nem sempre o texto faça menção específica a esse fato. Portanto, a ocorrência de um nome sem a designação de sua propriedade não deve ser interpretada como uma indicação, por parte da editora, de que ele se encontra em domínio público.

Todos os direitos reservados. Nenhuma parte desta publicação poderá ser reproduzida ou transmitida por nenhum meio, impresso, eletrônico ou mecânico, incluindo fotocópia, gravação ou qualquer outro tipo de sistema de armazenamento e transmissão de informação, sem prévia autorização por escrito.

Dedicatória

À toda minha maravilhosa família.

Aos estudiosos e educadores, que possam não só usufruir, mas também evoluir em seu conteúdo.

Aos professores do Jardim de Infância que muito contribuem para a formação dessas crianças e futuros cidadãos e que poderão atuar, de forma preventiva, ante as Dificuldades de Aprendizagem.

Agradecimentos

Às crianças que passaram pelas minhas mãos.
À professora Fatima Alves pela força e pelo carinho.
A Thiago Calhau Martins pela parceria e pelo companheirismo.
Aos colegas e familiares pela força e pelo incentivo.

Prefácio

A autora, após anos de trabalho e pesquisa no campo da Psicomotricidade, entrega-nos este maravilhoso texto, que será de grande importância para a Fonoaudiologia.

A percepção, a imagem corporal, o esquema corporal e a lateralidade são apresentados como distúrbios sensoriais que influenciam na aprendizagem da alfabetização.

O desenvolvimento infantil é registrado por meio de avaliações com o objetivo de um planejamento preciso para uma conclusão diagnóstica que auxiliará a aprendizagem.

Destacaram-se a Dislexia, a Disgrafia, a Disortografia, a Discalculia e os exercícios especiais para esses problemas.

A contribuição da autora vem mostrar a enorme importância da Fonoaudiologia, engrandecendo esta ciência tão querida por todos nós.

ABIGAIL CARACIKI – CFFa 0001
Fonoaudióloga, Pedagoga e Professora,
com Formação em Psicologia e Parapsicologia (pesquisadora),
autora de vários livros sobre Fonoaudiologia

CORPO, CORPO MEU
Corpo, corpo meu
te descubro
me descobres
te procuro
me percorres.
Corpo, corpo meu
onde busco minhas entranhas
sanando minhas manhas
tentando me compreender
tentando me encontrar
em você.
Corpo, corpo meu
como pudemos viver
distantes
sem nos tocar
sensações
sem carregar
emoções
como pudemos ser
como antes
vivendo separadamente
você só no corpo
e eu só mente.
Corpo, corpo meu
nesta procura incessante
esbarro por um instante
no inteiro que
podemos ser.
E agora te conhecendo
Ah! Corpo meu,
não te posso perder.

Mônica Nicola (2003)

Resumo

A psicomotricidade está presente em todos os nossos movimentos (mesmo que o corpo esteja estático), estando sempre em evidência o corpo, o espaço e o tempo, já que nosso corpo ocupa sempre um lugar durante um determinado tempo.

O bom desenvolvimento psicomotor é a base de tudo, existe desde o nascimento e vai se aperfeiçoando com o passar do tempo. Essa estabilidade precisa existir para que haja um bom desenvolvimento da criança.

As alterações psicomotoras devem ser detectadas o mais cedo possível, pois à medida que a criança cresce, essas alterações vão tomando outras desordens de conduta, acarretando, assim, prejuízo no processo de aprendizagem.

É de fundamental importância que a criança vivencie o mundo, utilizando como meio o próprio corpo.

Durante a pré-escola, a criança deve ser bem estimulada, favorecendo, assim, sua futura alfabetização.

Quando atuamos, interferimos direta ou indiretamente no esquema e na imagem corporal, na orientação espaço-temporal, na coordenação motora, no equilíbrio estático e dinâmico, no ritmo, na integração sensorial, no relaxamento corporal e na socialização, seja no desenvolvimento, no aprimoramento ou na reeducação.

Para tal reeducação devemos lembrar que a aprendizagem ocorre do concreto para o abstrato, sendo necessário que a criança vivencie corporalmente os termos em cima/embaixo; à direita/à esquerda; etc., para depois utilizá-los corretamente, percebendo, assim, a diferença entre p/b; p/d; p/9; n/u; etc.

RESUMO

A primeira parte deste trabalho refere-se à aprendizagem, onde mencionamos os diversos conceitos das patologias que caracterizam os distúrbios de aprendizagem e suas sintomatologias.

A segunda parte aborda a psicomotricidade, onde mencionamos os conceitos dos transtornos psicomotores e suas principais alterações; e a contribuição da educação, reeducação e terapia psicomotora.

A terceira faz a ligação entre as duas primeiras partes.

A quarta aborda a relação entre o cérebro e a aprendizagem.

A quinta aborda a importância dos exercícios psicomotores, onde sugerimos algumas atividades.

Por último destacamos a avaliação psicomotora, onde fornecemos um roteiro de anamnese.

Introdução

Com o avanço da tecnologia e o aumento da violência, as crianças começaram a ficar mais dentro de casa. Em vez de brincar na praça, ficam o dia inteiro em frente à televisão, jogando videogame, ou jogando no computador, não vivenciando corporalmente o mundo.

Geralmente os pais trabalham fora, tendo que deixar a criança com a babá ou na creche. Quando chegam a casa, já estão cansados e muitas vezes não dão a merecida atenção à criança.

Ao entrar na escolaridade, algumas crianças apresentam dificuldades e, para os pais, a culpa é da escola. No entanto, eles não percebem que a falha pode ter iniciado em casa.

Os pais não devem deixar o trabalho de estimulação somente para a escola, até mesmo porque antes de entrarem para a escola as crianças devem ser estimuladas em casa.

O fato de a criança estar na pré-escola não significa que ela não deva ser estimulada em casa. O bom desenvolvimento ocorre pela união dos estímulos dados pelos pais e pelas professoras da pré-escola.

A importância do desenvolvimento das habilidades básicas pode ser percebida de uma maneira mais sistemática na pré-escola, que tem por função fornecer à criança os pré-requisitos necessários para uma adequada aprendizagem da leitura e da escrita. Infelizmente, alguns educadores, angustiados por uma alfabetização precoce, deixam de dar a merecida estimulação para essas habilidades específicas.

Para o professor é importante saber que seus alunos se comunicam muito pelos seus corpos, e deve haver um diálogo entre professor e aluno. Esse diálogo se dá pela comunicação e pela linguagem que cada corpo é e possui. É capaz de ver, ouvir, perceber, sentir e falar.

A privação de estímulos ou até mesmo a superproteção não permite que a criança vivencie o mundo que a cerca. Porém é por meio do movimento corporal que a criança explora o mundo exterior concretamente, experimentando, assim, sensações e situações, se percebendo e percebendo as coisas ao seu redor, construindo, as noções básicas para um bom desenvolvimento.

O brinquedo é a essência da infância; é o veículo do crescimento. É um meio natural que possibilita a criança explorar o mundo, descobrir-se, entender-se, conhecer os seus sentimentos, as suas ideias e a sua forma de reagir.

O desenvolvimento ocorre do geral para o específico, assim, quando a criança apresenta dificuldades de aprendizagem, a causa do problema geralmente está no nível das bases do desenvolvimento motor.

O corpo é o ponto de referência que o ser humano possui para conhecer e interagir com o mundo. Esta referência serve de base para o desenvolvimento cognitivo da aprendizagem dos conceitos importantes para uma boa alfabetização. A criança visualiza os conceitos através do seu corpo e só depois visualiza nos objetos entre si.

Sumário

1 Aprendizagem...................................... 1
    Distúrbios de Aprendizagem........................ 5

2 Psicomotricidade 17
    Desenvolvimento Psicomotor.......................20
    Áreas Psicomotoras...............................25
    Transtornos Psicomotores 36
    Trabalho Psicomotor 40

3 Relação entre os Distúrbios de Aprendizagem e os Transtornos Psicomotores 45

4 Relações entre o Cérebro e a Aprendizagem Segundo o Modelo Funcional de A. R. Luria......................51
    Organização Funcional do Cérebro 52

5 Exercícios Psicomotores 61

6 Avaliação Psicomotora 71
    Roteiro de Anamnese 72

7 Conclusão...79

   Bibliografia...81

   Índice Remissivo 85

Transtorno Psicomotor e Aprendizagem

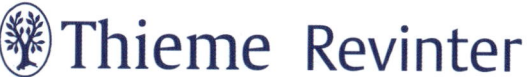

# 1
# Aprendizagem

> "Aprender é uma capacidade que nasce com todo ser humano e que é desenvolvida ao longo de toda sua vida. Aprender exige tanto o aparato biológico, a prontidão neurocognitiva, quanto o ensino, mais ou menos estruturado, os estímulos ambientais. O aprendizado escolar é uma etapa essencial ao desenvolvimento intelectual da criança". (Maia, 2011)

O corpo e a aprendizagem caminham juntos. É pelo corpo que o indivíduo entra em contato com o conhecimento.

No seu processo global, o desenvolvimento inclui dois processos complementares: a maturação e aprendizagem.

A maturação é a soma de características da evolução neurológica que apresenta a maioria dos indivíduos nas diferentes idades da vida e que permite a aparição e uso das capacidades potenciais inatas, expressas na área de seu comportamento.

A aprendizagem é o resultado da estimulação advinda do ambiente sobre o indivíduo já maduro que se expressa diante de uma situação-problema, sob a forma de uma mudança de comportamento em função de experiência.

Aprendizagem é um fenômeno que não depende somente do potencial psiconeurológico endógeno, depende também de fatores quantitativos, qualitativos, temporais e dos estímulos que a criança recebe do meio ambiente.

A aprendizagem, entendida como a aquisição de novos conhecimentos, é a função mais transcendente de nosso cérebro. Essa aprendizagem se produz pela interconexão contínua entre o nosso cérebro, como principal órgão de recepção e processamento, e o meio ambiente, como fonte de informação e estímulos.

1 APRENDIZAGEM

A aprendizagem pode ser aprimorada por meio do conhecimento de suas bases neurobiológicas (Relvas, 2017); no entanto, a aprendizagem nunca pode transcender a maturação. Para que a aprendizagem se processe, é necessário que o organismo esteja suficientemente maduro para recebê-la.

Brandão (*in* Oliveira, 1999, p. 20-21) ressalta a importância da maturação para o desenvolvimento da aprendizagem ao afirmar que:

> "A aprendizagem não poderá proporcionar um desenvolvimento superior à capacidade de organização das estruturas do sistema nervoso do indivíduo; uma criança não poderá aprender das experiências vividas, conhecimento para os quais não tenha adquirido, ainda, uma suficiente maturidade. A maturidade é, no entanto, dependente, em parte, do que foi herdado, e, em parte, do que foi adquirido pelas experiências vividas."

A aprendizagem refere-se a aspectos funcionais e resulta de toda estimulação ambiental recebida pelo indivíduo no decorrer da vida. A troca de experiências com os demais membros da mesma espécie é indispensável.

A aprendizagem envolve uma grande integração sensorial ao nível do sistema nervoso central onde é organizada, armazenada e depois elaborada para originar as respostas e as reações motoras. A aprendizagem envolve a integração polissensorial em estruturas cada vez mais complexas.

Aprendemos por nós mesmos, não sendo possível aprendermos pelos outros. As novas aprendizagens dependem das experiências anteriores do indivíduo; sendo assim, as primeiras aprendizagens servem de pré-requisito para as subsequentes.

> "O preparo para iniciar a leitura e a escrita (alfabetização) depende de uma complexa integração dos processos neurológicos e de uma harmoniosa evolução de habilidades básicas, como percepção, esquema corporal, lateralidade, orientação espacial e temporal, coordenação visomotora, ritmo, análise e síntese visual e auditiva, habilidades visuais e auditivas, memória cinestésica, linguagem oral." (Alves, 2003, p. 98)

APRENDIZAGEM 1

Para Vigotsky as teorias mais importantes à relação entre desenvolvimento e aprendizagem na criança apresentam-se em três abordagens diferentes.

A primeira teoria propõe a independência dos processos de aprendizagem e de desenvolvimento. A adequada maturação e o desenvolvimento favorecem a posterior aprendizagem, considerando-se as relações temporais entre os dois processos.

A segunda teoria, oposta à anterior, propõe que os processos ocorram concomitantemente, isto é, a aprendizagem é desenvolvimento.

Finalmente, a terceira teoria concilia as conclusões das duas anteriores. Esta propõe que a maturação dependa do desenvolvimento do Sistema Nervoso, e a aprendizagem seja por si só um processo de desenvolvimento.

Johnson e Myklebust (*apud* Stelling, 1994, p. 13) registram que os transtornos de aprendizagem podem estar relacionados com qualquer nível dos diversos processos de aprendizagem e dividem estes processos em cinco níveis e os denominam de "Hierarquia das Experiências".

> "O processo de aprendizagem se desenvolve pela incidência de certos estímulos que, de forma direta, representam uma pressão do ambiente que rodeia o organismo que aprende. Assim a aprendizagem tem uma condição rigorosamente adaptativa porque seu resultado é sempre um conjunto de melhores regras do comportamento, ajustados às novas exigências ambientais." Azcoaga (1979). (apud Pereira, 2003)

A base fundamental de todo comportamento, inclusive o linguístico, é a experiência.

A maneira pela qual o indivíduo participa do meio ambiente depende das vivências experimentais e da interpretação afetiva que se dá a essas experiências.

É agindo no mundo que o observamos. Daí a grande importância da motricidade em todo o processo de desenvolvimento do indivíduo.

Embora não possamos descrever plenamente uma experiência, é útil considerá-la em termos de níveis ou hierarquias. Deste modo podemos comparar a experiência do homem à de outras formas de vida.

1 APRENDIZAGEM

Johnson e Myklebust (*apud* Stelling, 1994, p. 13) dispõem as experiências em níveis hierárquicos, partindo das mais concretas até chegar às de maior abstração (Fig. 1-1). Tal classificação põe em evidência que o prejuízo das funções primárias prejudica as categorias superiores, sem que seja obrigatório o prejuízo dos níveis inferiores, quando os superiores forem afetados.

- *1º Nível – Sensação:* é o nível mais simples e comum a todas as formas de vida animal. Consiste na ativação de órgão sensorial por um determinado estímulo. As sensações podem ser dadas por qualquer órgão sensorial, seja ele visual, auditivo, tátil, olfativo e gustativo.

- *2º Nível – Percepção:* é a habilidade de reconhecer com segurança as aferências sensoriais, ou informação, pois se trata de um processo psicológico relativamente simples.
  Marca o início da integração. Dá-se quando o estímulo chega ao nível do consciente, exigindo a participação de certo grau de atenção. Também são comuns as várias classes de animais.

- *3º Nível – Imagem:* são encontradas em formas de vida animal mais superiores. É a evocação do estímulo, ou parte dele, para o processo do pensamento. É o padrão perceptivo que se estabiliza pela repetição, possibilitando rememorização de experiências passadas. A representação mental de uma experiência se forma de maneira global, por meio de todos os canais sensoriais pelos quais possa ter sido absorvida.

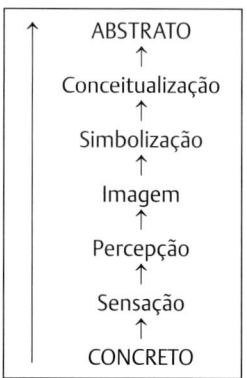

Fig. 1-1. Hierarquia das experiências. Fonte: Stelling (1994, p.18).

APRENDIZAGEM 1

- *4º Nível – Simbolização:* é a capacidade de representar uma experiência ou objeto por um sinal. É um nível mais complexo e próprio da espécie humana. Pode ser considerada como a habilidade de adquirir uma linguagem. Torna capaz a interiorização da experiência e a comunicação aos demais. Pode ser verbal ou não verbal.
- *5º Nível – Conceitualização:* é o processo de classificação e catalogação da experiência a partir da comparação de elementos comuns. É a transferência de aprendizagem. Consiste na possibilidade de reconstruir as experiências pela representação, classificando subjetiva e socioculturalmente os objetos de conhecimento.

Como a conceitualização é especificamente humana, constitui-se o nível mais abstrato da experiência.

Distúrbios de Aprendizagem

> *"Podemos considerar o problema de aprendizagem como um sintoma, no sentido de que o não aprender não configura um quadro permanente, mas ingressa numa constelação peculiar de comportamentos, nos quais se destaca como sinal de descompensação."*
> J. Paz (apud José & Coelho, 1993, p. 23)

Explicar a natureza do problema à criança, com a maior clareza possível, será o primeiro passo para o tratamento de qualquer transtorno de aprendizagem.

Quando a aprendizagem não ocorre conforme o esperado para a criança, pais e professores, aparecem as "dificuldades de aprendizagem" (Quadro 1-1).

Um distúrbio de aprendizagem não pressupõe uma lesão cerebral, sendo a inteligência da criança normal. Ocorre um atraso, um transtorno em um ou mais processos da linguagem falada, leitura, ortografia, caligrafia e aritmética, que pode resultar de uma possível disfunção do Sistema Nervoso Central que se pode manifestar em privações na percepção, atenção, conceitualização, memória, linguagem e funções motoras.

É um processo desarmonioso no desenvolvimento integrativo das funções.

> *"A criança pode apresentar dificuldades na aquisição dos conhecimentos da leitura e da escrita por várias*

APRENDIZAGEM

Quadro 1-1. Dificuldades x Distúrbios/Transtornos de Aprendizagem/Linguagem

Dificuldades de Aprendizagem/Linguagem	*Distúrbios/Transtornos de Aprendizagem/Linguagem*
DSM-V (Diagnostic and Statistical Manual of Mental Disorders) Dificuldade de aprendizagem: Transtornos de aprendizagem são diagnosticados quando os resultados do indivíduo em testes padronizados individualmente administrados de leitura, matemática ou expressão escrita estão substancialmente abaixo do esperado para sua idade	CID 10 (Classificação Internacional de Doença) Capítulo: Transtorno do desenvolvimento das habilidades escolares Transtornos em que as modalidades habituais de aprendizado estão alteradas desde as primeiras etapas do desenvolvimento O comprometimento não é somente a consequência da falta de oportunidade de aprendizagem ou de um retardo mental, e não é decorrente de um traumatismo ou doenças cerebrais

Transtorno/Distúrbio de Aprendizagem (American Psychiatric Association, 1994)

Inabilidade específica na leitura, na expressão escrita ou na matemática, em indivíduos que apresentam resultados abaixo do esperado para seu nível de desenvolvimento, escolar e capacidade intelectual

Relaciona-se com alterações específicas do sistema nervoso central (SNC)

Etiologia multifatorial e não pode ser consequência de:
- falta de oportunidade de aprender
- descontinuidades educacionais
- traumatismos ou doença cerebral adquirida
- comprometimento da inteligência global
- comprometimentos visuais ou auditivos não corrigidos

APRENDIZAGEM

causas, tanto de ordem emocional, quanto estrutural. Cada sujeito é único, portanto é diferente, e diferentes causas podem criar obstáculos no aprender, independente de uma lesão cerebral. Assim, podemos dizer que o termo "distúrbio de aprendizagem" está mais ligado a fatores orgânicos. Os problemas de aprendizagem estão mais ligados às questões emocionais, sociais e familiares. As dificuldades de aprendizagem estão mais ligadas ao processo de aprendizagem normal e podem ser decorrentes de oscilações que marcam as diferentes etapas do desenvolvimento, mas podem ter como causa uma inadaptação a uma metodologia, ou a uma relação mal estabelecida com a escola ou o professor." Costa (2002, p. 35)

As dificuldades de aprendizagem podem ser naturais ou secundárias.

Dificuldades Naturais

Referem-se àquelas dificuldades experimentadas por todos os indivíduos em alguma matéria e/ou algum momento de sua vida escolar. São dificuldades transitórias, que tendem a desaparecer a partir de um esforço maior do aprendiz ou de intervenção na sua rede de relações.

Fatores causadores: proposta pedagógica, capacitação do professor, padrões de exigência da escola e/ou dos pais, falta de assiduidade do aluno, conflitos familiares.

Dificuldades Secundárias

Dificuldades secundárias a outros quadros diagnósticos: problemas na aprendizagem escolar decorrentes de alterações que atuam primariamente sobre o desenvolvimento humano normal e secundariamente sobre a aprendizagem.

Nessa subcategoria estão os indivíduos portadores de deficiências mental, sensorial e com quadros neurológicos ou com transtornos emocionais significativos.

Segundo Alves (2003, p. 98) e Canongia (2006, p. 44-50), os distúrbios de aprendizagem podem ser atribuídos às mais variadas causas. Como:

APRENDIZAGEM

- *Orgânicas:* cardiopatias, encefalopatias, deficiências sensoriais (decorrem de deficiências que atingem os órgãos do sistema sensorial, responsável pela visão, audição, gustação, olfato, tato, equilíbrio e reflexo postural), deficiências motoras, deficiências intelectuais, disfunção cerebral e outras enfermidades de longa duração.
- *Cognitivas:* são as que se referem à inteligência da criança, ou seja, a capacidade de conhecer e compreender o meio ambiente em que vive, de raciocinar sobre os seres (animados ou inanimados) que a cercam, além de estabelecer relações entre eles.
- *Neurológicas:* compreendem as alterações nas estruturas do sistema nervoso, cérebro, cerebelo, bulbo, ponte, medula espinal, nervos, etc., que têm papel fundamental na aprendizagem escolar, porque interferem em várias atividades, comandando todos os outros sistemas do corpo humano.
- *Psicológicas:* desajustes emocionais provocados pela dificuldade em aprender, o que gera ansiedade, insegurança e autoconceito negativo.
- *Pedagógicas:* métodos inadequados de ensino; falta de percepção, por parte da escola, do nível de maturidade da criança, iniciando uma alfabetização precoce; relacionamento professor-aluno deficiente; não domínio do conteúdo e do método por parte do professor; atendimento precário das crianças decorrente da superlotação das classes.
- *Emocionais:* são distúrbios psicológicos ligados às emoções e aos sentimentos dos indivíduos e à sua personalidade. Esses problemas geralmente não aparecem sozinhos, eles são associados a problemas de outras áreas, como, por exemplo, área motora, sensorial, etc.
- *Socioculturais:* falta de estimulação (a criança que não faz a pré-escola e também não é estimulada em casa).
- *Socioeconômicas:* são problemas que se originam nos meios social e econômico do indivíduo. Assim como nos animais, o *habitat* natural pode ser propício ou hostil a ele, condicionando seu desenvolvimento, na sua maior ou menor capacidade de adaptação, e da melhor ou pior condição de saúde; o *habitat* dos seres humanos - os meios físico e social em que vivem - exerce também sobre eles a mesma influência, podendo ser favorável ou não à sua subsistência e também às suas aprendizagens.

APRENDIZAGEM 1

- *O momento inicial do ensino:* pode acarretar quadros de hiperatividade, distração, déficit de atenção, labilidade emocional e baixa tolerância à frustração.

Podemos dividir os distúrbios de aprendizagem em: Dislexia, Disgrafia, Disortografia e Discalculia.

Dislexia

A dislexia é uma dificuldade de aprendizagem de origem neurológica. É caracterizada pela dificuldade com a fluência correta na leitura e por dificuldade na habilidade de decodificação e soletração. Essas dificuldades resultam tipicamente do déficit no componente fonológico da linguagem que é inesperado em relação a outras habilidades cognitivas consideradas na faixa etária.

A Organização Mundial de Saúde classifica atualmente a dislexia como uma função simbólica, já que ler é associar os símbolos expressos ou escritos graficamente aos símbolos auditivos, conferindo a estes um significado.

Dislexia é uma dificuldade de aprendizagem, caracterizada por problemas nas linguagens receptiva e expressiva, oral ou escrita. As dificuldades podem aparecer na leitura e escrita, soletração e ortografia, fala e compreensão, e em matemática.

As inversões, omissões e substituições de letras ou sílabas que com frequência os disléxicos cometem são causadas por um defeito nos sistemas cerebrais envolvidos na linguagem.

Não podemos classificar como Dislexia as dificuldades que resultem de uma falha ou deficiência de iniciação, de motivação, ou de exercícios insuficientes, como também as trocas por problemas auditivos, visuais ou de coeficiente intelectual.

Os disléxicos nem sempre apresentam os mesmos sintomas, mas desenvolvem algumas características em comum. Dentre elas destacamos:

- Demora em aprender a falar, a fazer laços de sapato, a reconhecer as horas, a pegar e chutar bola, a pular corda etc.
- Dificuldade para escrever números e letras corretamente, ordenar as letras do alfabeto, meses do ano e sílabas de palavras compridas.
- Distinguir esquerda e direita.

APRENDIZAGEM

- Apresenta dificuldade incomum para lembrar a tabuada; necessita usar blocos, dedos ou anotações para fazer cálculos. O tempo que leva para fazer as quatro operações aritméticas parece ser mais lento do que se espera para sua idade.
- Sua compreensão da leitura é mais lenta do que o esperado para a idade.
- Demonstra insegurança e baixa apreciação sobre si mesma.
- Confunde-se às vezes com instruções, números de telefones, lugares, horários e datas.
- Atrapalha-se ao pronunciar palavras longas.
- Dificuldades em planejar e fazer redações.
- Dificuldade de copiar textos de livros ou do quadro.
- Desorientação temporal do ritmo, que faz com que haja perda da ordem da sucessão dos sons que formam uma palavra.
- Confusão entre letras e formas vizinhas, letras simétricas e letras foneticamente semelhante.
- Leitura e escrita em espelho.
- Substituição de uma palavra por outra de significado aproximado ou metonímia.
- Omissão de letras, sílabas ou palavras; repetição de palavras e adição de letras, sílabas ou palavras.

> *"A motivação é muito importante para a criança disléxica, pois, ao se sentir limitada, inferiorizada, ela pode se revoltar e assumir uma atitude de negativismo. Por outro lado, quando se vê compreendida e amparada, ganha segurança e vontade de colaborar."*
> José & Coelho (1993, p. 91)

Disgrafia

Transtorno funcional na execução da escrita, que afeta a forma, a inteligibilidade, o ritmo ou o significado da mesma, sem alterações intelectuais, sensoriais, neurológicas, motoras ou afetivas que justifiquem.

É uma dispraxia do movimento, dificuldade de elaboração e realização do movimento sem comprometimento muscular. Caracteriza-se por alterações na pressão da letra, signos gráficos indiferenciados, falta de harmonia e movimentos dissociados.

É disgráfica toda criança cuja qualidade da escrita é deficiente, não sendo ela portadora de qualquer déficit neurológico importan-

APRENDIZAGEM

te ou intelectual que explique esta deficiência. Trata-se, portanto, de crianças intelectualmente normais, que vêm à consulta por causa de sua escrita ilegível ou muito lenta, dificuldades estas que prejudicam, em geral, a marcha normal de sua escolaridade.

> "A escrita é praxia e linguagem, uma aquisição evolutiva que supõe desenvolvimento das estruturas da percepto-motricidade, cognição, linguagem e socioafetividade. A escrita manuscrita é uma ação gestual e simbólica, que, para o seu bom desempenho, necessita de espaço e tempo bem definidos. A disgrafia, portanto, é uma alteração funcional da escrita que dificulta a sua leitura. Está vinculada às dificuldades encontradas nos processos evolutivos psicomotores e percepto visomotores, não decorrentes do déficit neurológico ou intelectual nos processos de aprendizagem. A disgrafia está associada aos distúrbios da psicomotricidade em geral, e da percepto-motricidade em particular." Estill (in CRFa 1 em revista, 1999, p. 17/18)

Os principais sinais e sintomas das crianças disgráficas são:
- Na escrita:
  - Incoordenação de movimentos.
  - Traçado de tamanho pequeno ou grande, pressão leve ou forte, letras irregulares e retocadas, repasses, rasuras.
  - Apresentação desordenada do texto.
  - Alterações direcionais das letras.
  - Ângulos nas letras.
  - Irregularidade no espaço das letras na palavra, mau uso do espaço gráfico.
  - Direção da escrita oscilando para cima ou para baixo.
  - Separação inadequada das letras.
  - Dificuldade na escrita e no alinhamento dos números na página.
  - Dificuldade de copiar do quadro para o caderno (plano vertical para o horizontal).
  - Margens malfeitas ou inexistentes, a criança ultrapassa para muito antes da margem, não respeita limites ou amontoa letras na borda da folha.
  - Espaço irregular entre palavras, linhas e entrelinhas.
  - Caderno sujo, páginas amassadas.

APRENDIZAGEM

- Omissões, agregações, confusão entre letras, sílabas e palavras.
- Lentidão exagerada na escrita ou para executar tarefas.
- Rapidez (TDAH).
  - Na pessoa:
- Mau conhecimento do próprio corpo.
- Lateralidade mal definida.
- Alteração na organização espacial.
- Alteração de equilíbrio, tônus muscular e postura.
- Comportamento irrequieto e instável.
- Alteração na motricidade fina.
- Dificuldades metalinguísticas.
- Possíveis problemas emocionais.

Disortografia

Alteração na planificação da linguagem escrita, que causa transtornos na aprendizagem da ortografia, gramática e redação.

É a incapacidade de escrever corretamente a linguagem oral, havendo trocas ortográficas, confusão de letras, problemas de ligação lógica de ideias (subordinação e coordenação) etc., podendo acarretar a diminuição da qualidade do traçado das letras.

As trocas ortográficas são normais durante a 1ª e 2ª séries do ensino fundamental, porque a relação entre a palavra impressa e os sons ainda não está totalmente dominada. A partir daí, os professores devem avaliar as dificuldades ortográficas apresentadas por seus alunos, principalmente por aqueles que trocam letras ou sílabas de palavras já conhecidas e trabalhadas em sala de aula.

Os principais tipos de erro que a criança com disortografia costuma apresentar são:

- Confusão de letras (trocas auditivas): consoantes surdas por sonoras e vogais nasais por orais.
- Confusão de sílabas com tonicidade semelhante.
- Confusão de letras (trocas visuais): simétricas e semelhantes.
- Confusão de palavras com configurações semelhantes.
- Uso de palavras com um mesmo som para várias letras.
- Inversões de letras dentro de uma palavra; aglutinações; trocas.
- Omissões de letras, sílabas ou palavras.
- Transposição de letras, sílabas ou palavras de sons semelhantes.

APRENDIZAGEM

- Inversões de números.
- Adições e fragmentação de palavras.
- Repetição de palavras.

Discalculia

A discalculia vem do Grego e significa dis + cálculo, ou seja, dificuldade ao calcular.

É um distúrbio do pensamento quantitativo. As crianças são capazes de compreender a linguagem, ler e escrever, mas não conseguem entender os princípios e processos matemáticos.

Para algumas pessoas, as dificuldades em matemática são agravadas pela dificuldade inata de processar números, executar cálculos aritméticos e resolver problemas.

É a dificuldade em aprender aritmética, podendo ter várias causas, como: pedagógicas; capacidade intelectual limitada; disfunção do Sistema Nervoso Central; dificuldade de identificação dos símbolos visuais; dificuldade de cálculo, de concepção de ideias, de aspectos verbais e não verbais; problemas emocionais; falta de aptidão e ausência de fundamentos matemáticos.

Considerada uma linguagem universal, é uma linguagem simbólica, que envolve relações de quantidade e relações de espaço. Envolve igualmente noção de número, de contagem, de identificação e de seriação.

A matemática envolve, portanto, estruturas e relações que devem emergir de experiências concretas.

Estudos recentes demonstram que o Dr. Ladislav Kosc (*apud* Campos, 2015, p. 25) teria descoberto a discalculia, em 1974. Na época, ele classificou a discalculia em seis tipos. São eles:

1. **Verbal:** dificuldade para nomear as quantidades matemáticas, os números, os termos, os símbolos e as relações.
2. **Practognóstica:** dificuldade para enumerar, comprar e manipular objetos reais ou em imagens, matematicamente.
3. **Léxica:** dificuldade na leitura dos símbolos matemáticos.
4. **Gráfica:** dificuldade na escrita de símbolos matemáticos.
5. **Ideognóstica:** dificuldade em fazer operações mentais e na compreensão de conceitos matemáticos,
6. **Operacional:** dificuldade em fazer cálculos e na execução de operações.

1 APRENDIZAGEM

A discalculia pode ser dividida em três classes:

- *Natural:* a criança ainda não foi exposta a todo o processo de contagem, logo não adquire conhecimentos suficientes para compreender o raciocínio matemático.
- *Verdadeira:* não apresenta evolução favorável no raciocínio lógico-matemático, mesmo diante de diversas intervenções pedagógicas.
- *Secundária:* sua dificuldade na aprendizagem matemática está associada a outras comorbidades, como, por exemplo, a dislexia.

Piaget demonstra que a lógica matemática é a simbolização das ações reais que o homem produz no seu processo de adaptação à realidade exterior. Sua preocupação básica corresponde ao seguinte critério: o indivíduo precisa aprender a organizar seu próprio mundo. Existem várias causas que podem levar a dificuldades no cálculo matemático. A confusão nos números no que se refere ao traçado dos mesmos, bem como a escrita em espelho, pode ocorrer na discalculia.

Em sua epistemologia genética, Piaget desenvolveu estudos sobre a aprendizagem da matemática, definindo 4 estágios de desenvolvimento do pensamento quantitativo.

1º Estágio – Inteligência Sensório-Motora (0-2 Anos)

A criança percebe o ambiente (natureza sensorial) e age sobre ele (natureza motora). Daí ser muito importante a estimulação ambiental. É essencial que o bebê manipule uma grande variedade de objetos, que tenha liberdade para se movimentar, que receba estimulações visual, auditiva, tátil etc.

A princípio o bebê utiliza seus reflexos (comportamentos inatos), depois coordena reflexos com respostas já aprendidas, aperfeiçoando os primeiros, iniciando seu processo de adaptação, assimilação e acomodação.

Movimenta mãos e pernas. Alcança objetos, pega-os e chupa-os. Deixa cair objetos para observar a queda. A criança não dispõe ainda da capacidade de representar eventos, de evocar o passado e de referir-se ao futuro. Está presa ao aqui e agora. Para conhecer, lança mão dos esquemas sensório-motores.

APRENDIZAGEM

2º Estágio – Pré-Operacional (2 a 7 Anos)
Utilização dos símbolos, isto é, representações na forma de linguagem falada (quer da compreensão auditiva, quer de produção verbal), do jogo imaginativo e da expressão gráfica.

Início do julgamento da forma, do tamanho e das relações com base em experiências e não em raciocínios, muitas vezes intuitivos e desajustados.

3º Estágio – Operacional Concreto (7 a 12 Anos)
Pensamento lógico facilitado pelo uso de materiais concretos e por situações reais. Compreende que as quantidades não mudam, porque a forma muda. Tem uma noção mais avançada de classes, reconhecendo que um objeto pode pertencer simultaneamente a duas delas.

Começa a compreender termos de relação (maior, menor, à esquerda, mais largo etc.).

4º Estágio – Operacional Formal (12 Anos em diante)
Utilização de operações lógicas abstratas. Raciocina pessoalmente um problema e chega à conclusão lógica.

Os distúrbios de aritmética podem ser encontrados nos mais diferentes graus, nas crianças que apresentam dificuldades em:

- Estabelecer correspondência um a um (não relaciona o número de alunos de uma sala com o número de carteiras).
- Fazer uma contagem com sentido (não relaciona o símbolo com a quantidade).
- Associar símbolos auditivos a visuais (faz contagem oral, mas não identifica o número visualmente).
- Aprender a contagem pelos cardinais e ordinais.
- Visualizar conjunto de objetos dentro de um conjunto maior.
- Compreender o princípio de conservação de quantidade.
- Executar operações aritméticas, bem como compreender o significado dos sinais (+, -, x, /).
- Compreender os princípios de medida.
- Obedecer e recordar a sequência dos passos que devem ser dados em operações matemáticas diversas.
- Escolher os princípios para solucionar problemas de raciocínio aritmético.

2
Psicomotricidade

"A psicomotricidade une o movimento e o psiquismo, pois o movimento é a primeira forma do pensamento, condicionando o aparecimento do pensamento abstrato. Faz essa relação indissolúvel, na qual todo o movimento é dependente do psiquismo que o produz, ao mesmo tempo em que o psiquismo é inseparável dos movimentos que o faz desenvolver. Isso é provado pela evolução das espécies e a evolução de cada indivíduo desde seu nascimento". (Lapierre, 1982)

Etimologicamente temos: 'Psique' que significa "Alma" e 'Motricidade', que corresponde à propriedade que possuem certas células nervosas de determinar a contração muscular (Quadro 2-1).

Quadro 2-1. Psiquismo x Motricidade

Psiquismo	Motricidade
Constituído pelo conjunto do funcionamento mental	Conjunto de expressões mentais e corporais
Integra as sensações, as percepções, as imagens, as emoções, o afeto, os medos, as aspirações, as ideias, a complexidade dos processos relacionais e sociais	Envolve funções tônicas, posturais e práxicas que suportam e sustentam as funções psíquicas
Integra a totalidade dos processos cognitivos, compreendendo as funções de atenção, planificação, regulação, controle e de execução motora	Depende de motivação e significações internas, assim como de contextualização das situações
Funcionamento mental total	Conjunto de expressões corporais – verbais e não verbais – que sustentam e suportam as manifestações do psiquismo

2 PSICOMOTRICIDADE

> "O movimento é sempre a expressão de uma existência. A existência corporal impõe ao homem um duplo papel – ele é seu corpo e ele tem um corpo; talvez o corpo seja um instrumento, talvez a consciência de si coincida com sua corporalidade". Buytendijk (apud Canongia, 1986, p. 19)

A Sociedade Brasileira de Psicomotricidade a conceitua como sendo uma ciência que estuda o homem pelo seu movimento nas diversas relações, tendo como objetivo de estudo o corpo e a sua expressão dinâmica. A Psicomotricidade dá-se a partir da articulação movimento/corpo/relação. Diante do somatório de forças que atuam no corpo – choros, medos, alegrias, tristezas – a criança estrutura suas marcas, buscando qualificar seus afetos e elaborar suas ideias. Vai construindo-se como pessoa.

Psicomotricidade é a faculdade de relacionar-se pela ação, tomando consciência de si, unificando corpo e mente e beneficiando a integração de si ao outro e ao meio geral.

Psicomotricidade é a educação do movimento com atuação sobre o intelecto, numa relação entre pensamento e ação, englobando funções neurofisiológicas e psíquicas.

A função motora, o desenvolvimento intelectual e o desenvolvimento afetivo estão intimamente ligados na criança. A psicomotricidade quer justamente destacar a relação existente entre a motricidade, a mente e a afetividade e facilitar a abordagem global da criança por meio de uma técnica.

A psicomotricidade tem características próprias. Toda atuação psicomotora implica no corpo em movimento, e, ainda que este corpo esteja estático, ele está em movimento.

O objetivo geral da psicomotricidade é integrar a percepção e o movimento, melhorando ou normalizando o comportamento geral do indivíduo. A atividade psicomotora é indicada a todos os indivíduos de inteligência normal com ou sem problemas psicomotores; indivíduos portadores de deficiência e indivíduos com distúrbios da voz, da fala, da linguagem e aprendizagem isoladas ou associadas.

A psicomotricidade ajuda a criança a tornar coerente a sua linguagem gestual com as linguagens oral e escrita, daí a sua importância no período pré-escolar, que prepara a criança para sua alfabetização.

PSICOMOTRICIDADE 2

A psicomotricidade faz parte de um sistema representado pela tríade: social, psicológica e orgânica, enriquecida por conhecimentos de ordem emocional, linguística e psicanalítica. Nessa discussão, Wallon salienta a importância do aspecto afetivo como anterior a qualquer tipo de comportamento. Para ele, existe uma evolução tônica e corporal chamada diálogo corporal que constitui o "prelúdio da comunicação verbal".

As aquisições tônicas estão na base dos sistemas neuromotores. É a maturação da função tônica que regulará as aquisições antigravídicas que são o espelho do desenvolvimento da motricidade. A função tônica veicula as manifestações de bem-estar, mal-estar, satisfação ou carência expressa respectivamente entre as manifestações de hipotonia, hipertonia, ao riso e ao choro.

A tonicidade ao regular as funções neurovegetativas promove a libertação de automatismos inatos por onde partem as interações afetivas que resultam das inter-relações emocionais entre mãe e filho, traduzindo uma comunicação não verbal melhor ou pior ajustada ao mosaico de emoções sociais que a envolvem e estimulam.

Este diálogo corporal é fundamental na gênese psicomotora, pois sua ação desempenha papel fundamental de estruturação cortical e está na base da representação. A relação tônica não é senão a experiência do corpo, e o corpo é o produto vivido dessa experiência tônica.

Costa (2002, p. 29) afirma que o corpo não é só motor, sua representação é da ordem do psiquismo e abrange o conjunto tônus muscular, postura, gestos e emoções, que em cadeia determinam e qualificam uma ação e uma reação.

Para a psicomotricidade e qualquer outra função e, principalmente, para o desenvolvimento psicomotor, a afetividade é fator essencial, necessário e estimulante. O que deve permanecer na vida de cada um.

A afetividade possibilita a comunicação entre as pessoas e as coisas que as cercam e, assim, determina relações significativas com o corpo, suas sensações e suas produções.

O encontro da afetividade faz o jogo corporal ser espontâneo e assim realizar movimentos corporais será sem grandes esforços (prazer).

A afetividade tem um papel importante no desenvolvimento da criança.

2 PSICOMOTRICIDADE

A psicomotricidade é fundamental para que haja, por meio do desenvolvimento psicomotor, consciência dos movimentos corporais integrados e expressados com a emoção.

Desenvolvimento Psicomotor

O desenvolvimento psicomotor engloba o desenvolvimento funcional de todo o corpo e suas partes. É por meio dele que a criança deixa de ser a criatura frágil da primeira infância e transforma-se numa pessoa livre e independente do auxílio alheio.

Uma estreita ligação une as aquisições psicomotoras e as relações afetivas. A forma como o sujeito se expressa com o corpo traduz sua disposição ou suas indisposições com coisas ou pessoas. Pelos estudos e práticas psicomotoras, cria-se uma possibilidade de melhorar a vida social e afetiva das crianças, tornando precisas suas noções corporais e fazendo com que adquiram gestos precisos e adequados às inúmeras situações encontradas na vida.

Segundo Canongia (1986, p. 53), "o desenvolvimento é um processo ordenado regular e contínuo que envolve todas as áreas do organismo e da personalidade."

O desenvolvimento é contínuo. A criança desenvolve-se de maneira contínua, desde os primeiros dias de vida. A criança ao nascer possui movimentos com certas características; algumas destas desaparecem e outras evoluem até chegar à precisão do adolescente.

O desenvolvimento psicomotor vai ser dirigido pela sucessiva integração dos seguintes fatores: precisão, rapidez e força muscular. Para que a criança tenha um bom desenvolvimento psicomotor, é necessário que a mesma tenha uma boa evolução motora (Quadro 2-2).

Cada criança é única. O desenvolvimento é comum a todas as crianças, porém as diferenças de caráter, as possibilidades físicas, as vivências, o meio e o ambiente familiar evidenciam que, com a mesma idade, crianças perfeitamente "normais" comportam-se de maneiras diferentes. A criança que começa a andar com 11 meses não está mais perto da normalidade do que aquela que começou a andar com 16 meses. A criança que no início se desenvolveu mais rápido vai reduzir o ritmo de suas aquisições, sendo alcançada por aquela que parecia estar "atrasada" alguns meses antes.

Quadro 2-2. Habilidades Psicomotoras – Principais Conhecimentos e Aquisições

Habilidades	Coordenação e Equilíbrio	Esquema Corporal	Lateralidade	Estruturação Espacial	Estruturação Temporal
Até 3 anos	A criança sobe e desce escadas, alternando os pés. Ela é capaz de parar um gesto rápido. Consegue andar por obstáculos	Conhecimento das partes do corpo: mãos, pés, nariz, cabelos, orelhas, olhos, boca, braços, língua, pernas, cabeça, barriga	Não se pode ainda falar em dominância: a criança utiliza-se ora da mão ou pé direito, ora do esquerdo. Dominância ocular fixa	Frente, atrás, sobre, sob, dentro, fora, grande, pequeno, no alto, embaixo (em relação a si mesmo)	Agora, depressa, rápido, lentamente, hoje, amanhã, para, espera
4 anos	A criança pode ficar sobre um pé só durante alguns segundos. Pode saltar a uma distância de 2 m e uma altura de 10 cm com o pé dominante	Dentes, ombros, costas, joelho, unhas, umbigo, pescoço 4 anos e meio: começa a aparecer um corpo mais correto	Continua a experienciação dos dois lados do corpo	Ao lado, longe, em torno de, perto, em redor de, médio, deitar, de pé, redondo, quadrado, pouco, muito, progressão de tamanho	Noite, dia, mais velho, antes, depois, maior, manhã, tarde, sua idade, reprodução de estruturas rítmicas de 2 ou 3 movimentos
5 anos	A criança tem condições de executar exercícios simples de dissociação de movimentos. Os exercícios de coordenação global vão poder ser realizados por imitação de forma mais ou menos correta	Lábios, queixo, peito, bochecha, testa 5 anos e meio: desenho dinâmico; começam os detalhes das roupas	Instabilidade no domínio manual	Em frente, em toda parte, direito, inteiro, retângulo, entrar, sair, voltar	Estações do ano; sequência lógica do tempo, num nível mais elementar, noções de 1º e último; noções de ordem e sucessão

(Continua)

PSICOMOTRICIDADE

Quadro 2-2. Habilidades Psicomotoras – Principais Conhecimentos e Aquisições (Cont.)

Habilidades	Coordenação e Equilíbrio	Esquema Corporal	Lateralidade	Estruturação Espacial	Estruturação Temporal
6 anos	A criança pode se tornar imóvel, com os 2 olhos fechados, durante 10 segundos	Cotovelos	Domínio manual mais estável, início do reconhecimento de D. e E. em si mesma	Grosso, fino, metade, ao meio, subir, descer, rolar, junto, só, estruturas espaciais	Dias da semana e mês
7 anos	Relaxamento: a criança toma consciência de seu corpo, do relaxamento de alguma parte	Sobrancelhas, palma das mãos	Reconhecimento D. e E. em outra pessoa colocada na mesma orientação que ela	Dobrar, puxar, empurrar, erguer	Habilidade com os dias da semana, meses do ano, utilização do calendário
8 anos		Fronte, nuca, cílios Aparece o desenho de perfil	Reversibilidade no reconhecimento de D. e E. no outro, face a face	Longo, curto.	Horas no relógio, ano em que está, reprodução da data
9 anos	As sincinesias de imitação tendem a desaparecer	Punho, pulso, antebraço, polegar Aparecem melhores proporções corporais	Reconhecimento de D. e E. em figuras esquematizadas	Largo, estreito, oblíquo, delgado, espesso, noção de perspectiva	Regularidade do tempo, reprodução de estruturas rítmicas de 6 golpes

10 anos	As coordenações do corpo-espaço e tempo estão associadas e permitem práticas esportivas que exigem trabalho de equipe	Pupila, ventre, barriga da perna, tronco, pálpebras	Dominância lateral mais pronunciada Orientação D-E em relação a um plano	A criança é capaz de chegar a um tempo impessoal, a um tempo que não é dela. P. ex.: homem das cavernas Distingue a diferença entre o passado imediato, o antigo, o histórico e o passado pessoal
11 anos	As sincinesias devem ter desaparecido nesta idade	Narinas, quadril, tronco, ventre, pupila, tornozelo	Reconhecimento da disposição de 3 objetos	Estima a duração de uma conversa
12 anos		Têmpora, axilas Introdução de fatores sociais	Consolidação da organização D. e E. dos objetos	Visão mais ou menos realista de seu futuro, suas esperanças, suas lembranças Trabalha conceitos passados e futuros

Fonte: Oliveira (2003, p. 107/109).

O desenvolvimento motor infantil passa por uma série de etapas (que pode ser percebido pelas três leis do desenvolvimento motor) em função de sua maturidade nervosa e das experiências vividas alcançadas por meio de: ensaio e erro; analogias; comparações; sensações táteis; auditivas; gustativas; olfativas e cinestésicas.

Para que haja o desenvolvimento integral da criança, é necessário que ela realize por si mesma as atividades de vida diária, ou seja, as suas ações (vestir-se, calçar-se etc.), que exercite seus músculos, aperfeiçoando seus movimentos; tome decisões; treine a coordenação e a concentração, exercendo, assim, todas as atividades psicomotoras que necessitam de repetição e de conscientização para se aperfeiçoarem.

Leis do Desenvolvimento Motor

O desenvolvimento da criança dá-se de forma global, onde as funções neurossensoriais e motoras devem estar integradas.

Primeira Lei – Cefalocaudal

Enuncia que o desenvolvimento motor da criança ocorre de cima para baixo, isto é, inicia a partir da cabeça, indo, gradativamente, de forma descendente, atingir a extremidade dos membros inferiores. Rege a motricidade geral (controle de cabeça, de tronco, arrastar, sentar, engatinhar, ajoelhar, de pé).

Segunda Lei – Próximo-Distal

Enuncia que o desenvolvimento motor da criança ocorre do seu eixo corporal para a periferia dos membros. Rege as habilidades manuais (amassar, rasgar, pinçar, colar, recortar, desenhar, pintar, escrever) e pedais (preensões, andar, pular, saltar, saltitar, chutar); e as coordenações motoras ampla e fina.

Terceira Lei – Caudoencefálico

Enuncia que o desenvolvimento motor da criança ocorre de baixo para cima, cumprindo a maturação do Sistema Nervoso Central. Rege os reflexos, as reações de endireitamento (retificação) e o equilíbrio.

PSICOMOTRICIDADE 2

Desenvolvimento Neuropsicomotor
Transformações de movimentos globais em movimentos seletivos. É a organização dos movimentos em funções.
Primeiro ano:

- *Inibição e modificação da atividade reflexa primitiva (ARP):* suporte para os atos motores voluntários.
- *Mudanças nas posturas e movimentos:* evolução sequenciada e ordenada das etapas motoras, com aumento gradativo da capacidade funcional motora.
- *Reação gradativa do corpo contra a ação da força da gravidade:* deitado – sentado – de pé, processa-se por causa da modificação do tônus muscular e da evolução das reações posturais (retificação e equilíbrio) ao longo desse período.

No primeiro ano de vida as aquisições nas áreas sensório-motoras e psicoafetivas são as bases da relação da criança com o mundo.

A partir do nascimento, o recém-nascido é exposto a uma série de estímulos novos – frio, calor, roçar da roupa na pele, desconforto da fome, das cólicas, necessidade de manter uma postura vencendo a força da gravidade.

Isto leva o indivíduo à superação constante das dificuldades e a uma consequente adaptação possibilitada pela maturação do sistema nervoso central.

O desenvolvimento é o resultado da interação contínua entre os potenciais biológico e genético e as condições ambientais com seus aspectos psicossociais, culturais e econômicos.

Áreas Psicomotoras

Comunicação e Expressão

> *"Pela linguagem do corpo, você diz muitas coisas aos outros.*
> *E eles têm muitas coisas a dizer para você.*
> *Também nosso corpo é antes de tudo um centro de informações para nós mesmos.*
> *É uma linguagem que não mente..."*
> Weil & Tompakow (1999, p. 7)

Permitem ao indivíduo trocar experiências e atuar verbal e gestualmente no mundo.

Equilíbrio

É a base de toda a coordenação dinâmica global. Pode ser estático (manutenção de posturas em variadas situações) ou dinâmico (sair e voltar para o eixo central corporal – linha média – simetria – assimetria).

O equilíbrio estático é mais abstrato e exige muita concentração e, sob controle, facilita a aprendizagem.

O equilíbrio dinâmico depende da estruturação do esquema corporal e da integração e perfeição dos mecanismos neuropsicomotores.

É a habilidade de uma pessoa manter o controle do corpo, utilizando ambos os lados simultaneamente, um lado só, ou ambos alternadamente. O equilíbrio se mantém pela interação de certos números de estruturas neurofisiológicas, sentidos e vias, como a visão, a excitação labiríntica e vestibular, as sensações táteis e proprioceptivas.

Percepção

É o fenômeno de associar, comparar, distinguir, apreciar e interpretar as sensações. Está ligada à atenção, à consciência e à memória. Os estímulos que chegam até nós provocam uma sensação que possibilita a percepção e a discriminação.

Primeiramente sentimos pelos sentidos, em seguida, percebemos, realizamos uma mediação entre o sentir e o pensar. Por fim, discriminamos, reconhecemos as diferenças e semelhanças entre os estímulos e percepções.

O grande objetivo das percepções é a capacidade de reconhecer e compreender estímulos.

Existem cinco tipos de percepções: tátil; visual; auditiva; olfativa e gustativa.

O desenvolvimento dos sentidos é o ponto de partida de todo desenvolvimento mental. Cada ação humana envolve uma integração de satisfações: percepção, pensamento, linguagem, movimento e emoções.

Coordenação Motora

É instintiva e ligada ao desenvolvimento físico. É a união harmoniosa de movimentos. Ela supõe integridade e maturação do Sistema

Nervoso. Por meio de atividades corporais a criança progride e descobre o mundo que a rodeia.

Subdividimos a coordenação motora em:

Coordenação Estática

Realiza-se em repouso. É dada pelo equilíbrio entre a ação dos grupos musculares antagonistas (competidor, opositor), estabelece-se em função do tônus e permite a conservação voluntária das atitudes.

Coordenação Dinâmica, Global ou Geral

Diz respeito à atividade dos grandes músculos. Pela movimentação e experimentação, o indivíduo procura seu eixo corporal, vai se adaptando e buscando um equilíbrio cada vez melhor. Consequentemente, vai coordenando seus movimentos, vai se conscientizando do seu corpo e das posturas. Quanto maior o equilíbrio, mais econômica será a atividade do sujeito, e mais coordenadas serão as suas ações.

Para serem bem desenvolvidas, as atividades devem ser progressivas, começando das mais simples às mais complexas.

Diversas atividades levam à conscientização global do corpo, como andar, que é um ato neuromuscular que requer equilíbrio e coordenação; correr, que requer, além destes, resistência e força muscular; e outros, como saltar, rolar, pular, arrastar- se, nadar, sentar, lançar, pegar etc.

Coordenação Visomanual ou Fina

Diz respeito à habilidade e destreza manual e constitui um aspecto particular da coordenação motora global.

Exige a participação das duas mãos no movimento que são, deste modo, quase todos os atos que realizamos na nossa vida diária.

É necessário que haja também um controle ocular, isto é, a visão acompanhando os gestos da mão. Chamamos a isto de coordenação oculomanual ou visomotora. Esta coordenação é essencial para a escrita.

É pelo ato de preensão que uma criança vai descobrindo pouco a pouco os objetos de seu meio ambiente, o que favorece futuramente o aprendizado da escrita.

O desenvolvimento da escrita depende de diversos fatores: maturação geral do sistema nervoso, desenvolvimento psicomotor geral em relação à tonicidade e coordenação dos movimentos e desenvolvimento da motricidade fina dos dedos da mão.

Coordenação Visomotora

Refere-se a movimentos específicos com os olhos nas mais variadas direções.

É o tipo de coordenação que se dá num movimento manual ou corporal, que corresponde a um estímulo visual e que se torna adequado positivamente a ele.

Ela é importante porque, ao estabelecer-se, vai permitir os movimentos manuais bem coordenados (por exemplo: seguir trajetórias com os dedos; cobrir traçados; recortar; pintar; desenhar; etc.).

Respiração

Faz-se presente em todas as ações psicomotoras.

Perceber a respiração é compreender os movimentos interno e externo na vida. O controle da respiração e do corpo é fundamental para a construção do esquema corporal.

Possui duas fases: ativa (inspiração) e passiva (expiração).

Esquema Corporal e Lateralidade

O esquema corporal é considerado um elemento indispensável para a formação do eu. A criança percebe os outros e os objetos que a cercam a partir da percepção que passa a ter de si mesma.

O esquema corporal forma a personalidade da criança e equilibra as funções psicomotoras e maturacionais.

Esquema corporal é um elemento básico indispensável para a formação da personalidade da criança. É a representação relativamente global, científica e diferenciada que a criança tem de seu próprio corpo.

As informações proprioceptivas ou cinestésicas é que constroem este saber acerca do corpo e, à medida que o corpo cresce, acontecem modificações e ajustes no esquema corporal.

PSICOMOTRICIDADE 2

A criança percebe seu próprio corpo por meio de todos os sentidos. Seu corpo ocupa um espaço no ambiente em função do tempo, capta imagens, recebe sons, sente cheiros e sabores, dor e calor e movimenta-se.

É importante ressaltar que o corpo é o ponto de referência que o ser humano possui para conhecer e interagir com o mundo. Este ponto de referência servirá de base para o desenvolvimento cognitivo, para a aprendizagem de conceitos tão importantes para uma boa alfabetização, como, por exemplo, os conceitos de espaço: embaixo, em cima, ao lado, atrás, direita, esquerda, etc. Primeiramente a criança visualiza estes conceitos por seu corpo e só depois consegue visualizá-los nos objetos entre si. Seu corpo também está inserido em um tempo, e isto permitirá situá-la melhor no mundo em que se encontra. Este ponto de referência vai permitir também uma inibição voluntária (a criança inibe seu movimento na hora em que precisar e que quiser). Ela domina seus gestos ao escrever, domina seu tônus muscular ao imprimir a força adequada para a realização de determinadas tarefas.

O adequado conhecimento corporal compreende três elementos: Imagem Corporal, Conceito Corporal e Esquema Corporal.

Imagem Corporal

É a representação visual do corpo, a impressão que a pessoa tem de si própria. Tem origem nas sensações proprioceptivas e nas sensações interoceptivas.

A imagem, portanto, vem antes do esquema; assim sendo, sem imagem, não há esquema corporal.

O conhecimento pela criança de seu próprio corpo tem um papel importante, nas suas relações com o ambiente e em todo o seu desenvolvimento psicomotor.

Conhecer as partes do corpo, suas funções e interações com ele mesmo e com o meio que o cerca é de fundamental importância na construção do esquema corporal e no desenvolvimento normal no âmbito motor, social e afetivo.

Inicialmente, a criança não se diferencia dos objetos que a rodeiam, e, se percebe, é tudo como um bloco compacto. Depois, começa a estabelecer diferenciações, partindo de seus próprios movimentos e, então, começa a formar sua própria imagem corporal.

Simultaneamente, a criança começa a delinear as primeiras noções espaciais, pela distância percebida entre ela e os objetos; também, é partindo do seu próprio corpo que a criança esboça as primeiras noções de profundidade, pelas flexões do seu tronco.

A imagem de si permite à criança perceber um eixo central (que se volta para um lado e para o outro), seus dois dimídios laterais: direito e esquerdo, sentindo o domínio de um desses dimídios e o estabelecimento correto da lateralidade.

Ela passa a ter a noção de volume, quando executa movimentos para a frente, para trás e para os lados.

A educação do esquema corporal engloba o controle postural (atitudes) e o controle segmentar (os gestos dos membros superiores e inferiores).

Conceito Corporal

É o conhecimento intelectual sobre partes e funções, ou seja, é quando a criança percebe o seu próprio corpo. É adquirido pela aprendizagem consciente; a criança percebe que tem um nariz, uma boca, dois pés, etc. O conhecimento das funções das diferentes partes do corpo também faz parte deste conceito.

Esquema Corporal

É a experiência que cada um tem de seu próprio corpo, quando em movimento ou em posição estática, em relação ao meio.

Em nossa mente regula a posição dos músculos e partes do corpo. O esquema corporal é inconsciente e modifica-se com o tempo.

A organização do esquema corporal dá-se pelas sensações e percepções oriundas do próprio corpo e na troca de relações com o corpo do outro.

O desenvolvimento do esquema corporal ocorre em três etapas. São elas:

- *Corpo vivido (até 3 anos de idade):* corresponde à fase da inteligência sensório-motora de Piaget. A criança identifica seu corpo reconhecendo-o como objeto, conquistando resultados diante de confrontos e experiências vivenciadas.
- *Corpo percebido ou descoberto (de 3 a 7 anos):* corresponde à organização do esquema corporal decorrente da "função de interiorização".

- *Corpo representado (de 7 a 12 anos):* observa-se a estruturação do esquema corporal, pois já apresenta a noção do todo e das partes de seu corpo, conhece as posições e mantém um maior controle e domínio corporal. A partir daí, a criança amplia e organiza seu esquema corporal.

A criança que não consegue desenvolver bem o seu esquema corporal pode ter sérios problemas em orientações espacial e temporal, no equilíbrio e na postura. Na escola a caligrafia é feia, e a leitura inexpressiva, não harmoniosa, o gesto vem após a palavra, a criança não segue o ritmo da leitura ou, então, para no meio de uma palavra.

Para Le Boulch a lateralidade é a função da dominância, tendo um dos hemisférios à iniciativa da organização do ato motor, que incidirá no aprendizado e na consolidação das praxias. Esta capacidade funcional, suporte da intencionalidade, será desenvolvida de maneira fundamental nessa época da atividade de investigação durante a qual a criança vai se confrontar com seu meio. Permitir a criança organizar suas atividades motoras globais é a ação educativa fundamental. Desse modo, coloca-se a criança em melhores condições para construir uma lateralidade homogênea e coerente.

Lateralidade é um lado que prevalece sobre o outro, em termos de força, agilidade e precisão. A lateralidade corresponde a dados neurológicos, mas também é influenciada por certos hábitos sociais.

A lateralidade é definida a partir da preferência neurológica que se tem por um lado do corpo, no que diz respeito à mão, pé, olho e ouvido. Essa preferência é importante para desenvolver diferentes atividades, inclusive a leitura.

A lateralidade é importante na evolução da criança, pelo fato de influir na ideia que a criança tem de si mesma, na formação do esquema corporal, na percepção da simetria de seu corpo, e por contribuir para determinar a estruturação espacial: percebendo o eixo corporal, a criança percebe também seu meio ambiente em relação a esse eixo.

Existe diferença entre a lateralidade e o conhecimento de "esquerda – direita". O primeiro refere-se à dominância de um lado em relação ao outro, em nível de força, agilidade e precisão. O segundo refere-se ao domínio dos termos esquerda e direita. Por isso, não devemos empregar os termos direita e esquerda sem que a lateralidade esteja definida.

Inserimos a lateralidade quando falamos de conhecimento corporal, pois a chamamos de bússola de nosso corpo, que possibilita nossa situação no ambiente. A lateralidade diz respeito à percepção dos dois lados (direito e esquerdo) e da atividade desigual de cada um desses lados. Os movimentos preferenciais de um dos lados de seu corpo determinam se o indivíduo é destro ou canhoto.

A lateralidade pode ser: homogênea (a criança é destra ou canhota do olho, do ouvido, da mão e do pé); cruzada (a criança é destra da mão, do olho e do ouvido, canhota do pé); e ambidestra (a criança é tão forte e destra do lado esquerdo, quanto do lado direito).

A predominância de um dos lados se faz em função do hemisfério cerebral.

Uma criança cuja lateralidade não está bem definida encontra problemas de ordem espacial, não percebe a diferença entre seu lado dominante e o outro lado, não distingue a diferença entre direita e esquerda, é incapaz de seguir a direção gráfica (leitura começando pela esquerda). Igualmente não consegue reconhecer a ordem em um quadro.

Estruturação Espaçotemporal

> "Estruturação espacial é a orientação, a estruturação do mundo exterior referindo- se primeiro ao seu referencial, depois a outros objetos ou pessoas em posição estática ou em movimento." J. M. Tasset (apud Pereira, 2003)

É a tomada de consciência da situação dos objetos e das pessoas entre si. É a noção de direção, é organizar-se perante o que a cerca, de organizar as coisas entre si, saber movimentá-las e guardá-las em seus lugares, é a noção de distância.

A orientação espacial é o começo e a preparação para alcançar a abstração.

Orientar-se no espaço é ver-se e ver as coisas no espaço em relação a si próprio, é dirigir-se, é avaliar os movimentos e adaptá-los no espaço. É estabilizar o espaço vivido e dessa forma poder situar-se e agir correspondentemente. Enfim, é a consciência da relação do corpo com o meio.

> "Para que uma criança perceba a posição dos objetos no espaço, precisa, primeiramente, ter uma boa imagem corporal, pois usa seu corpo como ponto de referência. Ela só se organiza quando possui um domínio de seu corpo no espaço. Isto significa que ela apreende o espaço através de sua movimentação e é a partir de si mesma que ela se situa em relação ao mundo circundante. Numa verdadeira exploração motora inicial, ela necessita pegar os objetos, manuseá-los, jogá-los, agarrá-los, lançá-los para frente, para trás, para dentro e fora de determinado lugar." Oliveira (1999, p. 78)

A estruturação espacial é parte integrante de nossa vida, sendo difícil dissociar os três elementos fundamentais da psicomotricidade: corpo, espaço e tempo. Quando operamos com toda essa dissociação limitamo-nos a um aspecto bem preciso e restrito da realidade.

Para a construção do espaço, o eixo corporal tem de ocupar um lugar importante para determinar as noções de: em cima, embaixo, alto, baixo, direita, esquerda, à frente, atrás.

O trabalho psicomotor em relação ao espaço permite que a pessoa se conscientize dessas noções de maneira mais completa.

Os objetivos da organização espacial são: desenvolver a capacidade de orientação no espaço, análise e síntese, atenção e memória, associação de ideias, controle da inibição voluntária; estabelecer relações espaciais; formar conceitos básicos em relação à distância, dimensão, forma, posição, altura, etc.; desenvolver a percepção visual, o ritmo, o pensamento, o juízo e o raciocínio.

Espaço e tempo são indissociáveis; portanto, não podemos conceber a ideia de espaço sem abordarmos a noção de tempo. A este respeito Piaget (*apud* Oliveira, *op sit*, p. 85) declara:

> "O tempo é a coordenação dos movimentos: quer se trate dos deslocamentos físicos ou movimentos no espaço, quer se trate destes movimentos internos que são as ações simplesmente esboçadas, antecipadas ou reconstituídas pela memória, mas cujo desfecho e objetivo final são também espaciais..."

Estruturação temporal é a capacidade de situar-se em função da ordem e sucessão dos acontecimentos (antes, durante, depois...); da duração dos intervalos (noções de tempo longo e curto, noções de ritmo regular e irregular, e noções de cadência rápida e lenta); da renovação cíclica de certos períodos (dias da semana, meses, estações do ano) e do caráter irreversível do tempo (noções de envelhecimento, plantas e pessoas).

Todo o corpo animado ou inanimado ocupa um espaço em um dado momento no ambiente.

A orientação espacial e temporal corresponde à organização intelectual do meio e está ligada, à memória, à consciência e às experiências vivenciadas pelo indivíduo.

Ainda nesta etapa destacamos o ritmo, que abrange a noção de ordem, de sucessão, de duração, de alternância. O trabalho desta etapa inicia-se pela percepção do ritmo interno, de ritmos externos e, por último, a percepção e reprodução de estruturas rítmicas.

Ritmo é a maneira como andamos, falamos e a maneira como realizamos os gestos na vida diária.

Cada um tem o ritmo e que suporta todos os comportamentos humanos.

O ritmo é um fenômeno espontâneo e individual, cada pessoa possui o próprio, que começa pelos ritmos naturais internos (respiração, batimentos cardíacos).

Ainda que careçam de ordenação, por tratar-se de parte efetiva do desenvolvimento psicomotor, o indivíduo organiza-os lentamente por meio de vivências sucessivas, na exploração de suas possibilidades.

Existem dois tipos de tempo, os tempos subjetivo e objetivo.

O primeiro é aquele criado por nossa própria impressão, variando conforme as pessoas e a atividade do momento. Já o tempo objetivo é o tempo matemático, sempre idêntico.

A criança não percebe o tempo, porém ela constrói a temporalidade de acordo com o tempo. A rotina delimita o tempo. A construção da temporalidade ocorre em três etapas. São elas:

- **1ª etapa:** aquisição dos elementos básicos: noção de velocidade diretamente relacionada com a ação própria da criança; noção de duração, avaliada em função do caminho percorrido ou do trabalho realizado; noção de continuidade e irreversibilidade; simultaneidade; antes e depois.

- **2ª etapa:** tomada de consciência das relações no tempo: noção de espera (ritmo construído internamente); duração e cumprimento de regras.
- **3ª etapa:** obtenção do nível simbólico: coordenação dos diferentes elementos; separação progressiva do movimento e do espaço; etapas cognitivas de aprendizagem formal e transposição e associação aos exercícios de coordenação dinâmica.

Espaço, tempo, corpo e afetividade não se separam. Não podemos ensinar à criança a noção de espaço e tempo, estes são vividos e sentidos por ela.

A orientação espaço-temporal é importante no processo de adaptação do indivíduo ao ambiente já que todo corpo ocupa necessariamente o espaço em um dado momento. A orientação espaço-temporal corresponde à organização intelectual do meio e está ligada à consciência, à memória e às experiências vivenciadas pelo indivíduo.

Diante de problemas na estruturação espacial uma criança apresenta dificuldades para distinguir um "b" de um "d", um "p" de um "q", "21" e "12", caso não perceba a diferença entre esquerda e direita. Caso não consiga distinguir o alto e o baixo, a criança vai confundir o "b" e o "p", o "n" e o "u", o "ou" e o "on".

Os problemas, quanto à orientação espaço-temporal, acarretam principalmente confusão na ordenação dos elementos de uma sílaba. A criança sente dificuldade em reconstruir uma frase cujas palavras estejam misturadas, sendo a análise gramatical um quebra-cabeça para ela. Apresentam também fracasso em matemática.

Filho & Sá (2001, p. 55) concordam ao afirmar que o domínio do gesto, estimulação espacial e orientação temporal são os 3 fundamentos da escrita. Com efeito, a escrita supõe:

- Uma direção gráfica: escrevemos horizontalmente da esquerda para a direita.
- As noções de em cima e embaixo (n e u), de esquerda e direita (37 e não 73), de oblíquas e curvas (g).
- A noção de antes e depois, sem o que a criança não inicia seu gesto no lugar correto, por exemplo, para escrever "a", a criança traçará a linha da direita antes de formar o círculo e, na formação das palavras, escreverá inicialmente a 2ª letra antes da 1ª (ap para pa), mesmo que tenha decomposto as sílabas corretamente.

Habilidades Conceituais

Matemática é uma linguagem cuja função é expressar relações de quantidade, espaço, tamanho, ordem, distância, etc.

Ao brincar com formas, quebra-cabeça, caixas ou panelas, a criança adquire uma visão dos conceitos pré-simbólicos de tamanho, número e forma.

A criança progride na medida do conhecimento lógico-matemático pela coordenação das relações que anteriormente estabeleceu entre os objetos. Para que construa um conhecimento físico (referente à cor, ao peso, etc.), a criança necessita ter um sistema de referência lógico-matemático que lhe possibilite relacionar novas observações com o conhecimento já "adquirido".

Transtornos Psicomotores

> *"Qualquer distúrbio da capacidade de sentir plenamente o próprio corpo corrói a confiança de si, como também a unidade do sentimento corporal; e cria, ao mesmo tempo, a necessidade de compensação."*
> Wilhelm Reich (apud Bertherat & Bernstein, 1987, p. 101)

Os transtornos psicomotores são distúrbios manifestados no corpo sem nenhuma relação com alterações neurológicas ou orgânicas aparentes. Nestes transtornos o esquema e a imagem corporal bem como o tônus muscular aparecem comprometidos, impedindo que a criança tenha domínio de seu próprio corpo. Assim, ela apresentará dificuldades em todos os elementos psicomotores.

O bom desenvolvimento psicomotor é a base de tudo, ele existe desde quando o bebê nasce e vai se aperfeiçoando com o tempo; esta estabilidade precisa existir para um bom desenvolvimento da criança, por isso os transtornos psicomotores podem e devem ser detectados o quanto antes na vida da criança. Quanto mais cedo for detectado melhor, pois, à medida que esta criança cresce, estas alterações vão tomando gravidade cada vez maior, originando outros distúrbios de conduta.

Qualquer transtorno psicomotor está relacionado com problemas que envolvem o indivíduo em sua totalidade, pois transtornos psicomotores e distúrbios afetivos estão estritamente ligados, influenciando-se e reforçando-se mutuamente; sendo assim, as dificuldades afetivas são demonstradas pelo comportamento, o que cria novas dificuldades.

PSICOMOTRICIDADE

A psicomotricidade nos possibilita ter uma visão holística do indivíduo, o que permite pesquisarmos se o problema está no corpo, na área da inteligência ou na afetividade.

Os transtornos psicomotores são estritamente ligados aos afetos e às situações e, com frequência, apresentam um caráter expressional caricaturesco. Trata-se de transtornos que participam de uma estruturação dinâmica complexa, onde intervém a maturação neurológica, a evolução afetiva e relacional e as dificuldades de aprendizagem.

De uma maneira mais ampla, podemos conceituar os transtornos psicomotores da seguinte forma: são todas as alterações do desenvolvimento motor infantil, que afetam a conjugação das áreas psíquicas e neurofisiológicas da criança.

Os transtornos psicomotores podem acarretar vários prejuízos, que levaram a falhas na aprendizagem, interferindo dessa maneira no desempenho escolar da criança.

> "Os sintomas mais característicos do distúrbio, além da coexistência de problemas motores de maior ou menor gravidade, são transtornos na área do ritmo, da atenção, do comportamento, esquema corporal, orientação espacial e temporal, lateralidade e maturação (retardos)." José & Coelho (1993, p. 111)

Os principais transtornos psicomotores são: instabilidade psicomotora ou hipercinesia; debilidade psicomotora; inibição psicomotora; lateralidade cruzada; imperícia ou apraxia motora; alterações da função motora e alterações escolares.

Instabilidade Psicomotora ou Hipercinesia

A hipercinesia (Síndrome Hipercinética) é o tipo mais complexo e que causa uma série de transtornos pelas reações que o portador apresenta. Nesse quadro, predomina uma atividade muscular incessante, muitas vezes, mesmo durante o sono.

Esta instabilidade tanto é psíquica, quanto motora. A pessoa não se fixa em nada, mesmo que esteja interessada; a inteligência encontra-se muito prejudicada em decorrência da dispersão, levando a uma dificuldade na sua concentração mental.

Quando pequenas, estas crianças apresentam sialorreia, sucção digital, onicofagia, bruxismo, dificuldade no controle dos esfíncteres e fatigam-se facilmente. Geralmente têm deglutição atípica, e, raramente, são portadoras de nistagmo e estrabismo; existe uma alta incidência de canhotos e de crianças com lateralidade não definida, sendo frequente a agnosia digital.

Apresentam ainda alterações da função motora; da fala e da linguagem; nos processos de pensamento; escolares; do sono; emocionais e sociais.

Debilidade Psicomotora

A debilidade psicomotora está relacionada com certas alterações tônicas musculares e com o fato de haver uma tendência familiar na transmissão do distúrbio. Destacam-se, também, os reflexos osteotendinosos muito acentuados e certa imperícia nos movimentos voluntários.

Caracteriza-se pela presença de parotonia (persistência de certa rigidez muscular, que pode aparecer nas quatro extremidades do corpo ou somente em duas) e sincinesias (participação de músculos em movimentos aos quais eles não são necessários).

Estas crianças, frequentemente, são confundidas com os deficientes mentais pela sua atitude apática e indiferente que lhes é comum.

A afetividade e a intelectualidade podem estar comprometidas. A criança geralmente demonstra certa apatia e tem sonolência maior que as outras crianças.

Apresentam enurese e encoprese; manipulações, como sucção digital e enrolar o cabelo; e a desatenção e a oligofrenia podem vir associadas. A falta de atenção é uma constante.

Apresentam ainda alterações da função motora; da fala e da linguagem; escolares; no sono; emocionais e sociais.

Inibição Psicomotora

As características da debilidade psicomotora estão presentes neste quadro, com uma distinção fundamental: na inibição psicomotora existe a presença constante da ansiedade.

Além dos distúrbios da conduta, semelhantes aos das que têm debilidade psicomotora, apresentam um maior número de distúrbios psicossomáticos dos diferentes aparelhos.

Apresentam alterações psicossomáticas; na função motora; de fala e linguagem; escolares e emocionais.

Lateralidade Cruzada

A maioria dos autores acredita que existe no cérebro um hemisfério dominante responsável pela lateralidade do indivíduo. Desta maneira, de acordo com a ordem enviada do hemisfério dominante, teríamos o destro ou canhoto.

É um distúrbio psicomotor, que, além da característica de lateralidade cruzada, apresenta outras alterações significativas. Geralmente as pessoas fatigam-se com rapidez, e a atenção é instável.

A dominância não ocorre somente no nível da mão, ela ocorre também no pé, no olho e no ouvido. Quando estas dominâncias não se apresentam no mesmo dimídio corporal, temos, então, o indivíduo com lateralidade cruzada. Apresentam alterações de função motora; da fala e da linguagem.

Imperícia ou Apraxia Motora

Caracteriza-se por uma incapacidade ou grande dificuldade para realizar movimentos de atividades corriqueiras; por isto, a criança é dita "estabanada".

O indivíduo apresenta inteligência normal, evidenciando apenas frustação pelo fato de não conseguir realizar certas tarefas que requeiram habilidades manuais. A ansiedade é muito grande e, comumente, instala-se a agressividade.

Apresentam alterações na função motora; da fala e da linguagem; emocionais e escolares.

Alterações da Função Motora

Estas alterações estão inseridas na Instabilidade Psicomotora pelo atraso nos níveis do desenvolvimento motor e da maturidade geral; na coordenação motora prejudicada pelos gestos bruscos e falta de atenção.

Dentro da debilidade psicomotora e da inibição psicomotora, encontramos as paratonias e sincinesias; dificuldade de ritmo e de realizar movimentos finos.

Na imperícia ou apraxia motora, encontramos as dificuldades na coordenação motora fina, pois há constantes quebras de objetos de uso comum; movimentos rígidos; falta de adaptação na coordenação motora global e alto grau de fatigabilidade.

Alterações Escolares

> "Ao se defrontar com os obstáculos da aprendizagem formal, a criança terá que recorrer às experiências anteriores que são esmagadoramente psicomotoras. Se no lugar destas experiências houver um buraco, não haverá aprendizagem." (Goretti)

Os primeiros transtornos, em geral, são: dificuldade na leitura, na escrita e no cálculo; lentidão para realizar trabalhos escolares; inabilidade em copiar do quadro para o caderno, má reprodução de figuras geométricas; deficiências na formação de conceitos e da percepção (discriminação do tamanho, orientação temporoespacial, no reconhecimento das distâncias, em problemas no esquema corporal, na discriminação figura-fundo e na capacidade totalizadora).

Trabalho Psicomotor

> "Eu sei que o meu corpo fala mesmo quando eu estou calado.
> Só precisava mesmo era de quem o escutasse...
> De quem me escutasse...
> Com a delicadeza de um convidado,
> Com a cumplicidade de íntimo.
> Mas com a surpresa de um descobridor."
> (David Rodrigues apud Frug, 2001, p. 13)

O trabalho psicomotor pode ser classificado em educação psicomotora; reeducação psicomotora e em terapia psicomotora.

Educação Psicomotora

É cada vez mais notória a importância atribuída ao papel da educação psicomotora no contexto educativo para os desenvolvimentos integral e harmonioso dos indivíduos.

É dirigida à atuação dentro do âmbito escolar, principalmente nos segmentos da educação infantil e no ensino fundamental.

A educação psicomotora, para Lapierre (*apud* Alves, 2003, p. 115), é uma ação psicopedagógica que utiliza os meios da educação física, com a finalidade de normalizar ou melhorar o comportamento do indivíduo.

PSICOMOTRICIDADE

Le Boulch (*apud* Almeida, 2007, p. 26) afirma que a educação psicomotora concerne uma formação de base indispensável a toda criança que seja normal ou com problemas. Ela ainda responde, segundo ele, por uma dupla finalidade: assegurar o desenvolvimento funcional tendo em conta possibilidades da criança e ajuda sua afetividade a expandir-se e a equilibrar-se por meio do intercâmbio com o ambiente humano.

A educação psicomotora é uma técnica, que, por exercícios e jogos adequados a cada faixa etária, leva a criança ao desenvolvimento global de ser. Deve estimular uma atitude relacionada com o corpo, respeitando as diferenças individuais (o ser é único, diferenciado e especial) e levando à autonomia do indivíduo como lugar de percepção, expressão e criação em todo seu potencial.

Trata-se de uma educação global que, associando os potenciais intelectuais, afetivos, sociais, motores e psicomotores da criança, lhe dá segurança, equilíbrio, e permite o seu desenvolvimento, organizando corretamente as suas relações com os diferentes meios em que tem de evoluir.

Realiza-se em todos os momentos da vida da criança. Propõe uma atuação com base no desenvolvimento motor, estimulando o movimento, havendo uma atuação no nível muscular, no das articulações, trabalhando a coordenação e a flexibilidade, possibilitando, assim, o aperfeiçoamento das possibilidades perceptomotoras.

Tanto a família, quanto a escola devem agir, simultaneamente, e de forma integrada para proporcionar à criança o maior e melhor número possível de vivências, de modo a levá-la a descobrir do que é capaz de fazer e a ter confiança em si.

A educação psicomotora faz com que a pessoa participe ativamente, pois o indivíduo deve falar, compreender, corrigir, atuar e descobrir, favorecendo, assim, a aprendizagem escolar. O indivíduo parte do concreto para o abstrato, dos exercícios mais fáceis para os mais difíceis, repetindo os mesmos, sempre que for necessário.

A educação psicomotora vem sendo empregada nas turmas de pré-escola para que a criança aprenda a conhecer o seu corpo, a nomear as partes que o compõe, a usá-lo livremente e manusear instrumentos que exigem coordenação motora fina. Estas atividades proporcionam uma melhor aprendizagem e autoconfiança para a criança.

O pré-escolar possibilita que a criança vivencie seu próprio corpo, deslocando-o no espaço e formando as bases para a aprendizagem formal da leitura e escrita.

Dentro da educação psicomotora devem-se alcançar três metas básicas (objetivos):

1. **A aquisição do domínio corporal:** definindo a lateralidade, a orientação espacial, desenvolvendo a coordenação motora, o equilíbrio e a flexibilidade.
2. **Controle da inibição voluntária:** melhorando o nível de abstração, concentração e desenvolvendo as gnosias (reconhecimento dos objetos por intermédio de um dos sentidos: gnosia visual, auditiva...).
3. **Desenvolvimento socioafetivo:** reforçando as atitudes de lealdade, companheirismo e solidariedade.

A educação psicomotora é uma ação pedagógica com o objetivo de normalizar ou melhorar o comportamento de criança. É indispensável nas aprendizagens escolares.

A educação psicomotora procura aprimorar os mediadores (elementos) que influem na vida intelectual da criança e que se encontram subjacentes ao aprendizado da leitura e da escrita.

Reeducação Psicomotora

> *"Quando o aluno consegue tomar consciência de um movimento desajeitado ou da imobilidade de uma parte do corpo, experimenta um sentimento desagradável, quase incômodo. O corpo fica com vontade de aprender um jeito melhor de se movimentar ou se manter. Cabe a nós dar-lhe a oportunidade de criar novos reflexos que lhe permitirão o rendimento máximo. Senão ele se estraga. E não só os músculos, mas todos os órgãos internos." Bertherat & Bernstein (1987, p. 50)*

A reeducação é uma forma de estimular na criança suas funções psicomotoras, que foram contrariadas em seu desenvolvimento.

Requer a atuação de uma equipe multidisciplinar, já que é direcionada às crianças que apresentam sintomas de ordem psicomotora. Estes sintomas podem vir acompanhados de distúrbios mentais, orgânicos, psiquiátricos, neurológicos, relacionais e afetivos.

Antes de elaborarmos um programa de reeducação, devemos diagnosticar as causas do problema e fazer um balanço das aquisições e das carências.

A reeducação deve começar o mais cedo possível, podendo ser em atendimentos individuais ou em pequenos grupos.

A reeducação psicomotora destina-se a indivíduos que apresentam déficit em seu funcionamento motor.

Tem por finalidade ensinar o indivíduo reaprender como se executam ou se desenvolvem determinadas funções.

A reeducação é urgente, sobretudo, para os problemas afetivos. Quanto mais o tempo passa, mais a criança se bloqueia em um tipo de reações, sente-se mais angustiada, e as punições ou as observações de seus conhecidos só agravam essa angústia. A reeducação a ajudará a adotar outro comportamento e, pouco a pouco, os que a cercam a verão de uma forma mais positiva.

Terapia Psicomotora

Visa ao aperfeiçoamento das possibilidades perceptomotoras e a correção de suas alterações.

A terapia psicomotora é indicada especialmente às crianças com grandes perturbações, e cuja adaptação é de ordem patológica; assim sendo, o terapeuta deverá ter uma vasta formação prática, técnica e teórica que lhe possibilite interpretar atitudes corporais, reações tônico-afetivas e emocionais.

A terapia psicomotora age por intermédio do corpo sobre as funções mentais.

Considera o indivíduo na sua unidade e no seu meio de vida.

Integra o quadro das terapêuticas dos problemas: neurológicos, psiquiátricos, psicossomáticos e mentais.

Atuação:

- Previsão e organização das sequências motoras (plano de desenvolvimento) no espaço e no tempo.
- Regulação da excitação motora em intensidade e duração.
- Consciência cinestésica e intelectual da realização do ato.
- Informações de retorno (efeito da ação).
- Aperfeiçoamento motor.

O terapeuta deve contribuir para a tomada de consciência da realidade pessoal do indivíduo, possibilitando a este assumir o seu próprio crescimento psíquico, valorizar a disponibilidade e a perfeição de ajustamento, a autonomia e o investimento relacional, tendo em vista uma melhor adaptação ao meio.

Objetivos principais:

- Melhora da atividade mental que preside a elaboração, transmissão, execução e controle do movimento.
- Reconhecimento das direções, das relações objetais, proporções, permanências e causalidades.
- Integração do movimento.
- Aumento da disponibilidade.
- Facilitação das reações adaptativas.
- Afirmação da lateralidade.
- Melhoramento da representação do movimento.
- Verificação da integração da noção do corpo.
- Permissão da realização motora consciente.
- Aperfeiçoamento da relação e da comunicação.
- Consciência do próprio corpo.
- Domínio do equilíbrio.
- Controle da inibição voluntária e da responsabilidade.
- Controle e eficácia das diversas coordenações globais e segmentarias (tronco, membros e sentidos).
- Organização do esquema corporal.
- Orientações espacial e temporal.
- Coordenação visomotora.
- Capacidade gráfica.

3

Relação entre os Distúrbios de Aprendizagem e os Transtornos Psicomotores

> "Antes de aprender a matemática, o português, os ensinamentos formais, o corpo tem de estar organizado, com todos os elementos psicomotores estruturados. Uma criança, que não consegue organizar seu corpo no tempo e no espaço, não conseguirá sentar-se numa cadeira, concentrar-se, segurar num lápis com firmeza e reproduzir num papel o que elaborou em pensamento." (Goretti, 2007)

Sem o suporte psicomotor, o pensamento não terá acesso aos símbolos e à abstração; portanto, a criança deverá ter um desenvolvimento psicomotor harmonioso que a possibilite desenvolver toda a sua potencialidade intelectiva. Também é fato que a criança só aprende quando as funções dos Sistemas Nervoso Central e Periférico estão íntegras, e os processos psicológicos apresentarem-se sem alterações.

Para a aprendizagem ser concretizada é necessária a soma das características da evolução neurofisiológica e que permitem a aparição e o uso das capacidades potenciais inatas, expressas na área do seu comportamento (maturação), e também o intercâmbio tem influência determinante na orientação do temperamento e da personalidade. As funções da maturação são: as sensopercepções, a atenção, a memória, a imaginação, a psicomotricidade, o esquema corporal, a lateralidade, a união categorial, a situação espacial e o ritmo.

3 RELAÇÃO ENTRE OS DISTÚRBIOS DE APRENDIZAGEM...

Os consultórios dos fonoaudiólogos e os postos de saúde que atendem a população menos favorecida economicamente estão repletos de pacientes cuja queixa principal é a de apresentarem uma dificuldade na aprendizagem formal da leitura, escrita e cálculos. As professoras geralmente descrevem essas crianças, em seus encaminhamentos, como dispersas, agitadas ou apáticas, desorganizadas, com escrita de difícil intelegibilidade, portadoras de cadernos sempre sujos e que esbarram em tudo.

Na verdade, muitas dessas crianças apresentam dificuldades ou até mesmo transtornos psicomotores que poderão nem ser detectados pelos exames (EEG – Eletroencefalograma), mas sim observados ao nível comportamental. Existe uma grande incidência de alunos portadores desses problemas que apresentam muita dificuldade para a aprendizagem mais sistemática.

Crianças que são muito ansiosas, agitadas, que apresentam paratonias e sincinesias, que têm dificuldades de ritmo e de desempenhar atividades corriqueiras, que apresentam atividades musculares contínuas e incessantes, que apresentam falta de concentração, geralmente, apresentam quadros de transtornos psicomotores e invariavelmente distúrbios de aprendizagem.

Uma criança com transtornos psicomotores poderá apresentar deficiência na formação de conceitos, falhas na percepção, leve atraso nos níveis de desenvolvimento motor, alterações no processo abstrato e pensamento (dificuldade no pensamento abstrato e pensamento desorganizado), memória pobre e atenção deficiente. Geralmente são portadoras, também, de problemas de fala e linguagem (atraso de linguagem, dislalia, disfemia), são lentas na realização de trabalhos escolares, são de grande fatigabilidade, apresentando dificuldades em transpor do plano vertical para o horizontal. Os distúrbios de aprendizagem são comuns. A instabilidade pode estar presente de várias formas: hiperatividade, impulsividade, agitação ou oposicionismo.

Os distúrbios de aprendizagem dizem respeito ao desempenho acadêmico das crianças, que são deficientes na capacidade para compreender a palavra falada, para ler, escrever e trabalhar em aritmética. Possuem déficits na aprendizagem verbal e não verbal. Apresentam geralmente uma incoordenação motora, apraxias e problemas de lateralidade. As prováveis áreas da deficiência estão na recepção-expressão, na modalidade sensorial e na integração.

RELAÇÃO ENTRE OS DISTÚRBIOS DE APRENDIZAGEM...

As crianças que têm distúrbios de aprendizagem receptiva auditiva, geralmente, apresentam um comportamento caracterizado por hiperatividade, perseverança, desinibição, distração e limitada capacidade para manter a atenção.

Sabemos que a compreensão pressupõe a discriminação, o agrupamento e a padronização de palavras. Estão envolvidas a inflexão, a entonação e o ritmo. A compreensão e o uso normal da linguagem necessitam da capacidade de combinar sons (sílabas) em palavras, bem como o inverso, a capacidade de dividir as palavras em sílabas, e são especialmente importantes quando se aprende a ler. A linguagem receptiva também pressupõe a integridade adequada da memória.

A distração, a perseveração e a desinibição representam uma ruptura da atenção. Se a criança se distrair facilmente, ela será incapaz de dar atenção aos fatos e circunstâncias que a rodeiam. Em vez de prestar atenção ao que é mais relevante, ela se fixará em vários acontecimentos, cuja importância é menor.

No entanto, se a criança for perseverante, ela prestará atenção indevidamente em fenômenos isolados sem considerar a sua importância ou conveniência. Em vez de parar de prestar atenção depois de uma experiência não ser mais importante, a atenção continuará inflexivelmente e daí a perseveração.

A desinibição representa um tipo de anormalidade da atenção. Neste caso, a criança caracteriza-se por ser incapaz de controlar os processos de concepção de ideias. É impossível dar atenção normal à experiência interna, pois, não apenas o que é importante é lembrado, mas qualquer experiência passada é lembrada, independente de sua adequação, interrompendo e perturbando, assim, o processo. A atenção a qualquer ideia é apenas passageira, e a mente vaga ao acaso.

Cada uma dessas características – distração, perseveração e desinibição – é uma manifestação da incapacidade para integrar informações sensoriais.

Relacionam-se, então, os distúrbios da atenção com os distúrbios de aprendizagem, pois a criança não poderá jamais aprender o mecanismo da leitura se não possuir um pré-requisito básico: a atenção.

A desorientação direita/esquerda e os distúrbios de lateralidade frequentemente ocorrem com crianças com distúrbio de aprendizagem. Em termos de desenvolvimento, a capacidade para compreender direita ou esquerda em relação ao mundo espacial está estritamente ligada à imagem corporal.

A criança apresenta uma deficiência em percepção, ou seja, não existe a conscientização das ações das outras pessoas que revelam suas atitudes, seus sentimentos e intenções. Uma criança com distúrbio da percepção social geralmente é portadora de distúrbio de aprendizagem. Ela quer participar com os outros, empenha-se nas atividades e nas rotinas da família; todavia, ela não compreende o seu mundo social. E quando chega a compreender adequadamente seu mundo social, ela demonstra euforia e entusiasmo excessivo que, às vezes, é mal interpretado como problema emocional ou disciplinar. Essas crianças podem falar, ler e escrever, mas o mundo não verbal da experiência não se desenvolve, sendo incapazes de aprender os significados de expressões faciais, ações e gestos. Geralmente são portadoras de discalculia.

Numerosas crianças com distúrbio de aprendizagem possuem falhas em sua imagem corporal, sendo estas o ponto de partida para a organização práxica e gnósica da criança. É pelas relações mútuas do organismo e do meio que a imagem do corpo se organiza como núcleo central da personalidade. Atividades motora e sensório-motora possibilitam o indivíduo explorar o meio, que será essencial para a sua evolução. Portanto, as crianças que possuem essa alteração psicomotora possuem organização corporal pobre, déficits na capacidade de percepção e memória visual para detalhes. Portanto, a criança não tem uma organização adequada da imagem corporal, das partes do corpo, do modo pelo qual elas se relacionam com o todo, e do modo pelo qual ela usa o seu corpo no espaço.

Muitas crianças com discalculia são deficientes quanto à organização visual-espacial e à integração não verbal. Elas não conseguem distinguir as diferenças de formas, tamanhos, quantidades ou comprimentos. Algumas crianças com discalculia têm um distúrbio de imagem corporal, e os distúrbios integração visual-motora (apraxia), para a escrita ou para as habilidades motoras não verbais, são comuns. Algumas conseguem soletrar e formular ideias, mas têm déficits de formação de letras e alinhamento adequado na página. Ocasionalmente, uma desorientação acompanha a discalculia, não há uma distinção entre direita e esquerda e tampouco um sentido de direção. Também é fraca no que diz respeito à percepção social e ao fazer julgamentos.

As crianças com discalculia possuem alterações psicomotoras, como dificuldade no esquema corporal; dificuldade na lateralidade; falha na orientação espacial; dificuldade de ritmo; dificuldade na sequência temporal dos elementos; dificuldades linguísticas relacionadas com os significados não verbais das experiências e conceitos de distância, forma e tamanho.

Nos distúrbios de formulações e síntese, a criança apresenta uma dificuldade na organização mental das palavras por causa principalmente de distúrbios psicomotores, como falta de orientação espacial, temporal e falta de compreensão das sequências lógicas.

A disgrafia é um transtorno resultante de um distúrbio de integração visual-motora. Ela vê o que quer escrever, mas não consegue idealizar no plano motor. É incapaz de escrever ou copiar letras, palavras e números. A criança apresenta uma grande falha na orientação espacial e temporal e apresenta má postura para a escrita. Elas são incapazes de assimilar simultaneamente as sensações visual, tátil e proprioceptiva.

A importância da estruturação espacial na escrita é registrada de forma muito clara por Ajuriaguerra (*apud* Oliveira, 1999, p. 75):

> "*A escrita é uma atividade motora que obedece a exigências muito precisas de estruturação espacial. A criança deve compor sinais orientados e reunidos de acordo com leis; deve, em seguida, respeitar as leis de sucessão que fazem destes sinais palavras e frases. A escrita é, pois, uma atividade espaço-temporal muito complexa.*"

Já a criança com dislexia tem dificuldades na análise e síntese auditiva e/ou visual; na discriminação auditiva e/ou visual; apresenta distúrbios de memória; orientação direita-esquerda; orientação temporal e na imagem corporal.

Estes transtornos psicomotores causam uma dificuldade na percepção de detalhes, na orientação das letras, na formação das sequências das letras e na velocidade da discriminação que irão se construir em dificuldades muito sérias para a aprendizagem da leitura.

As crianças disléxicas nem sempre têm um distúrbio matemático, pois uma dificuldade para ler não impede a aquisição de conceitos matemáticos.

# 4

Relações entre o Cérebro e a Aprendizagem Segundo o Modelo Funcional de A. R. Luria

Luria é considerado como um dos pioneiros das ciências do sistema nervoso, pois dedicou mais de 40 anos ao estudo de pacientes com lesões cerebrais. Publicou inúmeras obras sobre as relações cérebro-comportamento e estas revolucionaram o conhecimento da neurologia e da psicologia clássica, originando um novo ramo científico, a psiconeurologia. Ele sugere que estudando as relações cérebro-comportamento e as relações corpo-cérebro talvez se possa compreender melhor o que faz do homem um ser humano.

Com base na concepção neuropsicológica, as funções psicológicas e os substratos neurológicos, que as servem e as sustentam, são vistos como sistemas organizados dinâmicos e complexos.

Por meio dos estudos neuropsicológicos, vem sendo possível compreender que todo e qualquer processo de aprendizagem é mediado pelo cérebro e concomitantes unidades funcionais. Os principais objetivos do estudo de Luria encontram-se na compreensão da estrutura interna da atividade mental, da organização dos diferentes componentes que contribuem para a estrutura final da atividade mental e da aprendizagem gradual de competências cognitivas complexas, que têm origem sócio-histórica.

Fundamentado nos estudos neuropsicológicos, Fonseca (1995) estabelece uma significativa relação entre o modelo neuropsicológico de Luria e um modelo de organização psicomotora, que subentende uma organização sistêmica, resultando da interação de sete subsistemas hierarquizados, o que facilita a compreensão dos processos evolutivos e maturacionais do desenvolvimento humano. Estes estudos reforçam e confirmam a importância de uma concepção psicomotora na problemática das dificuldades de aprendizagem.

O modelo neuropsicológico das dificuldades de aprendizagem preocupa-se com os estudos das funções mentais envolvidas na aprendizagem simbólica, obviamente correlacionadas com a organização funcional do cérebro, visto que tais aprendizagens, como a leitura, a escrita e o cálculo, envolvem processos cognitivos muito complexos.

Organização Funcional do Cérebro

O cérebro humano é composto, segundo Luria, por unidades funcionais básicas, cada uma delas possuindo uma função particular e peculiar. Dessa forma, Luria dividiu o cérebro em três unidades funcionais, conforme descrito na Figura 4-1.

Primeira Unidade Funcional de Luria
- *Estrutura:* formação reticular (no tronco cerebral) – estruturas do sistema límbico.
- *Função:* regular tônus cortical; vigília (essencial, pré-requisito para atividade mental normal); atividade mental.

Teoria do Sistema Funcional

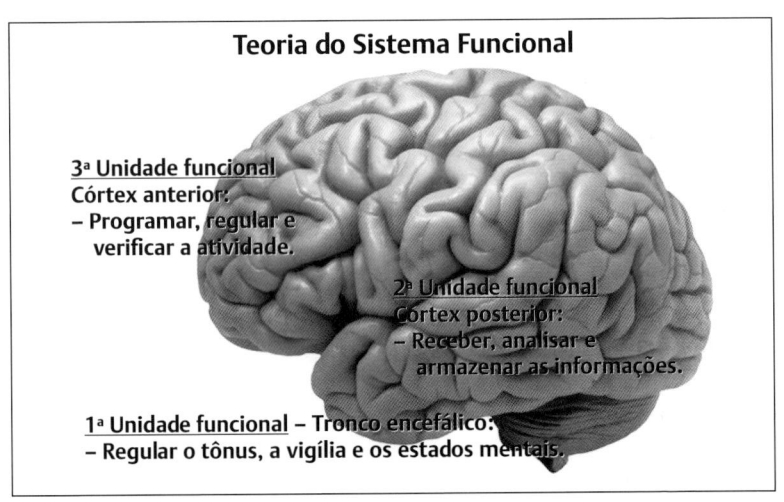

3ª Unidade funcional
Córtex anterior:
– Programar, regular e verificar a atividade.

2ª Unidade funcional
Córtex posterior:
– Receber, analisar e armazenar as informações.

1ª Unidade funcional – Tronco encefálico:
– Regular o tônus, a vigília e os estados mentais.

Fig. 4-1. Teoria do sistema funcional.

RELAÇÕES ENTRE O CÉREBRO E A APRENDIZAGEM SEGUNDO...

- *Comunicação (conexões):* com o tálamo; com o córtex; com o córtex pré-frontal (formas mais complexas de atividade consciente).

A formação reticular possui também porções inibidoras, levando à sonolência e ao sono.

A formação reticular é capaz de ativar o córtex cerebral a partir do SARA (Sistema Ativador Reticular Ascendente). Projeta-se no córtex cerebral e sobre ele tem uma ação ativadora, mantendo e controlando a vigília.

Tonicidade e Equilibração

A equilibração está incluída na 1ª unidade funcional do modelo psiconeurológico de Luria, pois envolve postura e tonicidade, que, no desenvolvimento da criança, assume as primeiras aquisições e, mais tarde, prepara e facilita os processos de aprendizagem mais complexos.

As informações retiradas das tarefas do fator da equilibração traduzem, em certa medida, a integração vestibular e proprioceptiva que preside a todos os estados de vigilância, de alerta e de atenção, sem os quais a atividade psíquica não funciona.

Segunda Unidade Funcional de Luria

- *Estrutura:* 2/3 posteriores da superfície lateral dos hemisférios cerebrais.
  - 1. Região visual: occipital.
  - 2. Região auditiva: temporal.
  - 3. Região somestésica: parietal.
- *Função:* receber + analisar + sintetizar + armazenar informações.
- *Especificidade modal:* componentes adaptados para receber informações visuais, auditivas ou sensoriais gerais.

Lateralização

Segundo Fonseca (1995), a função da lateralização, que envolve um mecanismo básico da integração sensório-motora e bilateral cruzada do corpo, está associada à especialização hemisférica, que é uma condição fundamental para que qualquer aprendizagem motora e simbólica (metamotora), isto é, psicomotora, seja apropriada e engramada. O hemisfério direito integra e organiza as funções proprioceptivas, que, no ser humano, em razão de sua motricidade superior, foram promovidas corticalmente, enquanto o hemisfério esquerdo, ao libertar-se da proprioceptividade, encarrega-se das tarefas verbais e simbólicas mais complexas.

A organização espacial, a elaboração de praxias, a fala e a escrita, como pensamento cognitivo, requerem operações muito precisas e complexas dos dois hemisférios, que só estarão aptos a cooperar e a trabalhar conjuntamente quando o tronco cerebral trabalha apropriadamente.

É no tronco cerebral que se estabelecem os centros de integração bilateral do corpo. A falta de integração interfere na aprendizagem e no comportamento, alterando a qualidade das relações e das interações entre as várias unidades funcionais.

Para ascender a funções superiores, o cérebro tem de lidar com toda a complexa integração postural. Ou seja, o cérebro está apto para processar informações, quando é capaz de controlar a postura. Se o equilíbrio não for mantido e verificar-se uma insegurança gravitacional, não só falham as atitudes, mas também todo o controle voluntário que obedece à função de integração bilateral do corpo. Sendo assim, se a equilibração ou a lateralização falharem, a sensibilidade proprioceptiva, o sistema vestibular e todas as funções da primeira unidade funcional de Luria não permitem que as outras unidades mais complexas atuem apropriadamente.

Para lidar com sinais e símbolos, o cérebro necessita organizar-se primeiro para lidar com as informações tônicas, táteis e quinestésicas. A postura abre o caminho à linguagem pela função de lateralização, transformando o cérebro num órgão capaz de processar informação que tem origem fora do seu corpo. Vimos, então, que a linguagem não se desenvolve convenientemente, enquanto os "programas" da tonicidade, da equilibração e da lateralização não estiverem devidamente integrados e automatizados.

Noção do Corpo e Estruturação Espaçotemporal

Como resultado de certas sensações que recebemos, formamos uma imagem em nossas mentes, que representa a forma que nosso corpo tem para nós. Captamos impressões de tato, temperatura e dor da superfície de nosso corpo. Há sensações que vêm dos músculos, indicando seu estado de contração ou relaxamento (propriocepção). Há impressões visuais de partes do corpo (exterocepção).

RELAÇÕES ENTRE O CÉREBRO E A APRENDIZAGEM SEGUNDO...

Há sensações provenientes das vísceras (interocepção). Todas elas fundem-se numa unidade que representa o corpo para nós. Além disso, fazemos um esquema do corpo ou imagem corporal que se torna o ponto de origem de todas as relações espaciais estre objetos externos ao nosso corpo (Kephart, 1986, p. 83).

A gênese da noção do corpo reflete uma multiplicidade de aspectos que lhe dão uma complexidade; a consciência do corpo sofre evolução paralela à evolução da aquisição do espaço. Não há espaço sem corpo, assim como não há corpo que não seja espaço e que não ocupe um espaço. Ou seja, a edificação da imagem do corpo é feita a partir dos dados quinestésicos, vestibulares, visuais e sensitivos.

O ponto de origem da dimensão temporal é a simultaneidade, experimentada primeiro de forma motora. Dois movimentos são realizados juntos. Muitas atividades das crianças são simultâneas. Mais tarde, ela começa a separar seus dois lados, contrastando seu movimento simultâneo com os movimentos alternados. Este contraste permite-lhe desenvolver o conceito de simultaneidade, assentando a base para a dimensão temporal, e tornando possível a distinção entre os acontecimentos auditivos ou visuais que acontecem juntos e aqueles que ocorrem numa sucessão (Kephart, 1986, p. 144).

O cérebro, pela noção do corpo, está apto a conhecer as condições em que vai ser elaborada e programada a atividade que tem de regular e de verificar.

A noção do corpo está integrada na 2ª unidade funcional de Luria, cuja função primordial é a recepção, análise e armazenamento da informação, que neste caso, em particular, compreende a recepção, análise e o armazenamento das informações vindas do corpo, reunidas sobre a forma de uma tomada de consciência estruturada e armazenada somatotopicamente. Em termos Lurianos, a noção do corpo resulta das projeções específicas das áreas primárias, mas elabora-se e armazena-se como construção gnósica corporal (somatognosia) nas áreas parietais secundárias (áreas 5 e 7 de Brodmann).

A noção do corpo surge como fator que acusa relações significativas com todos os restantes fatores, especialmente com a praxia fina e com a praxia global, parecendo demonstrar que a noção do corpo alimenta as áreas pré-motoras para planificação e programação da ação. Com base nesta significação psiconeurológica, podemos constatar a dependência recíproca das áreas pré-motoras (áreas 6 e 8) com as áreas parietais (áreas 5 e 7). As relações com a tonicidade, com a equilibração e com a lateralização reforçam o papel integrador e associativo dos lóbulos parietais com os occipitais e temporais e igualmente com os lóbulos frontais. Em resumo, a noção do corpo traduz o fator de convergência polissensorial onde se combinam superiormente as informações vestibulares, proprioceptivas, quinestésicas e visuais (Fonseca, 1995).

Terceira Unidade Funcional de Luria

- *Estrutura:* 1/3 anterior da superfície lateral dos hemisférios cerebrais.
- *Função:* criar + programar (planejar) + executar + regular + verificar + corrigir a atividade consciente.

O Ser Humano cria intenções; formula planos e programas para suas ações; inspeciona sua execução; regula seu comportamento e verifica sua atividade consciente, comparando os efeitos de seus atos a suas intenções originais.

Praxia Global e Fina

A praxia, segundo Piaget, é vista como um conjunto de movimentos coordenados em função de um resultado a atingir ou de uma intenção a conseguir. Trata-se, então, de movimentos coordenados numa sequência espaço-temporal com uma determinada intenção.

Para Fonseca, a praxia compreende um aspecto motor (que se vê) e um aspecto perceptivo (que não se vê) e onde se interpenetram (reciprocamente) aquisições operacionais e figurativas.

A atividade mental do ser humano em geral e a sua atividade consciente em particular têm lugar a partir da participação conjunta das três unidades funcionais fundamentais, cada uma delas com sua função no processo mental total, realizando a sua contribuição particular para a sua materialização em termos de comportamento humano.

De uma forma esquemática, as três unidades podem ser descritas de acordo com os Quadros 4-1 e 4-2.

As unidades II e III exibem uma estrutura hierárquica que consiste em 3 zonas corticais (Quadro 4-3):

RELAÇÕES ENTRE O CÉREBRO E A APRENDIZAGEM SEGUNDO...

Quadro 4-1. Descrição das Unidades Funcionais de Luria

Unidade Funcional	Fatores Psicomotores	Sistemas	Substratos Anatômicos
1ª Unidade			
Regulação tônica de alerta e dos estados mentais: Atenção, sono Seleção da informação Regulação e ativação Vigilância-tonicidade Facilitação-inibição Modulação neurotônica Integração intersensorial	Tonicidade Equilibração	Formação reticular Sistemas vestibulares e proprioceptivos	Medula Tronco cerebral Cerebelo Estruturas subtalâmicas e talâmicas
2ª Unidade			
Recepção, análise e armazenamento da informação: Recepção, análise e síntese sensorial Organização espacial e temporal Simbolização esquemática Decodificação e codificação Processamento Armazenamento Integração perceptiva dos proprioceptores e dos telerreceptores Elaboração gnósica	Lateralização Noção do corpo Estruturação espaçotemporal	Áreas associativas corticais (secundárias e terciárias) Centro associativo posterior	Córtex cerebral Hemisférios esquerdo e direito Lóbulo parietal (tátil-quinestésico) Lóbulo occipital (visual) Lóbulo temporal (auditivo)

(Continua)

Quadro 4-1. Descrição das Unidades Funcionais de Luria (Cont.)

Unidade Funcional	Fatores Psicomotores	Sistemas	Substratos Anatômicos
	3ª Unidade		
Programação, regulação e verificação da atividade: Intenções, planificação motora Elaboração práxica Execução. Correção. Sequencialização das operações cognitivas	Praxia global Praxia fina	Sistema piramidal ideocinético Áreas pré-frontais (áreas 6 e 8) Centro associativo anterior	Córtex motor Córtex pré-(psico) motor Lóbulos frontais

Quadro 4-2. Unidades Funcionais de Luria e suas Respectivas Funções Mentais

1ª Unidade	2ª Unidade	3ª Unidade
Tronco Cerebral	**Lobo Occiptal**	**Lobo Frontal**
Atenção e vigília Integração tônica e vestibular Integração neurossensorial motora	Gestalt – percepção – estimulação visual Constância perceptiva Sequencialização Rotação e percepção visual Integração visual figura-fundo Posicionamento e relação espacial Decodificação visual com participação de outros centros visuais	Fala Escrita Motivação Repertório práxico Julgamento social Memória imediata Controle emocional Seriação e ordenação Tarefas visuoposturais Planificação e programação
	Lobo Temporal	
	Memória auditiva Integração rítmica Estímulos auditivos Interpretação pictural Associação auditivo-visual Interpretação espaçotemporal Percepção auditiva verbal e não verbal Discriminação e sequencialização auditiva	Estruturação espaçotemporal Mudança de atividade mental Escrutínio e exploração visual Controle e regulação próprio-exteroceptiva
	Lobo Parietal	
	Leitura Registro tátil Gnosia digital Exterognosias Direcionalidade Imagem do corpo Elaboração grafomotora Processamento espacial Integração somatossensorial Discriminação tatilquinestésica Espaço agido – espaço representado	

Quadro 4-3. Zonas Corticais das II e III Unidades Funcionais de Luria

Zona primária	Analisadores modalmente específicos
Zona secundária	Analisadores com grau de especificidade menor
Zona terciária	Analisadores funcionando em concerto (multimodal)

- Áreas primárias (ou de projeção): recebem os impulsos da periferia (unidade II) ou os enviam até ela (unidade III).
- Áreas secundárias (ou de associação): as informações que chegam são processadas (unidade II), ou programas motores são preparados (unidade III).
- Áreas terciárias (ou de sobreposição/integração): são responsáveis pelas formas mais complexas de atividade mental – integram informações de muitas áreas (unidade II).
- Últimos sistemas a se desenvolverem (unidade III).

5

Exercícios Psicomotores

> *"O jogo é um fator de libertação e de formação, que não pode faltar à criança em desenvolvimento, dado que além da satisfação catártica que permite implica também uma subestimação dos instintos e tendências antissociais."* (Fonseca apud Goretti, 2007)

Com a tecnologia do mundo atual, o caráter dos brinquedos e das brincadeiras distanciou-se de sua essência: material possibilitador de exploração de experiência e de desenvolvimento da criatividade, pois não exercita a capacidade do pensamento, do raciocínio, da vontade e da escolha; ao contrário, impede a relação das crianças, indivíduos em formação, com o mundo externo, a experimentação, a convivência com o outro, e suas implicações, atingindo o processo natural de aquisição do conhecimento e da produção de saúde.

O brinquedo proporciona o aprender-fazendo e, para ser bem aproveitadas, é conveniente que sejam atividades que proporcionem atividades dinâmicas e desafiadoras, exigindo participação ativa da criança.

O brincar é um ato social que permite uma comunicação por gestos, mesmo que não haja comunicação verbal. É no brincar que a criança tem a oportunidade de expressar o que está sentindo ou necessitando; é pelas brincadeiras, do faz de conta, que a criança constrói o seu mundo imaginário situado em experiências vividas. A criança utiliza-se do brincar para construir sua aprendizagem, porque é na brincadeira que ela explora situações, usando a imaginação, e libera seu eu criativo, realizando seus desejos mais íntimos.

Por meio da atividade lúdica e do jogo, a criança forma conceitos, seleciona ideias, estabelece relações lógicas, integra percepções, faz estimativas compatíveis com o seu crescimento físico e o seu desenvolvimento global.

Brincar é coisa séria, e quanto mais os adultos se derem conta e participarem disso melhor estarão contribuindo para o desenvolvimento da criança, pois o brincar desenvolve a aprendizagem, a inteligência, a concentração e atenção, a linguagem, a socialização e o desenvolvimento psicomotor.

Exercícios de Comunicação e Expressão

Fonoarticulatórios

1. Fazer caretas que expressem tristeza, alegria, raiva, surpresa, susto, etc.
2. Assoprar apitos, línguas de sogra, penas para o ar, barquinhos de papel em bacia com água, chama de vela (próxima e depois cada vez mais distante), figuras de papel suspensas por fios, como num móbile, balão de ar (bexiga), bola de pingue-pongue e outros objetos leves sobre superfícies planas.
3. Espalhar tinta numa folha de papel, usando um canudinho para assoprar o ar sobre a tinta.
4. Fazer bolhas de sabão.

Respiratórios

1. Inspirar pelo nariz e expirar pela boca.
2. Inspirar e expirar em etapas: inspirar duas vezes, expirar duas vezes.
3. Inspirar profundamente com a boca fechada, expirar emitindo as vogais, prolongando-as, até soltar todo o ar.
4. Inspirar e expirar com uma narina tapada. Repetir o exercício com a outra narina tapada.
5. Inspirar, fechar uma das narinas e expirar pela outra. Repetir o exercício com a outra narina.

Expressão Verbal e Gestual

1. Contar o que vê em fotos ou gravuras. Começar com gravuras que contenham poucos elementos.
2. Comentar as atividades que realiza: que material usou, o que sentiu.

3. Antes da realização de uma atividade, enumerar o que será necessário para sua execução. Por exemplo: para recortar vou precisar de papel, tesoura e cesto para colocar o lixo.
4. Falar sobre histórias contadas: dar os nomes dos personagens, contar como são, dizer a parte de que mais gostou.
5. Formar histórias a partir de títulos sugeridos.

Exercícios de Percepção

Percepção Tátil

1. Reconhecer colegas pelo tato.
2. Sentir a textura de materiais diferentes: apresentar materiais de diferentes texturas (lixa, algodão, vários tipos de tecidos, papéis diversos, etc.), para que as crianças sintam, primeiro, com os olhos abertos e, depois, com os olhos fechados.
3. Diferenciar temperaturas apenas com o uso do tato: trazer três vidros bem tampados, um com água morna, outro com água na temperatura ambiente e o terceiro com cubos de gelo. Com os olhos fechados, a criança deverá pegar cada um dos vidros e identificar de que água se trata: morna, fria ou gelada.
4. Diferenciar objetos diversos: fazer a brincadeira do saco surpresa. Colocar dentro de um saquinho não transparente vários objetos do conhecimento da criança – bolinha, pente, algodão, bexiga vazia, lápis, etc. Mostrar quais objetos estão sendo colocados. Cada criança deverá pegar um objeto do saquinho e, sem olhá-lo, adivinhar o que é.
5. Manipular objetos e materiais para poder experimentar variações de temperatura (quente, morno, frio, gelado), tamanho (pequeno, médio, grande), textura (áspero, macio, liso, rugoso, ondulado), altura (alto, baixo), largura (largo, estreito), comprimento (curto, comprido), espessura (fino, grosso), umidade (seco, úmido, molhado), peso (leve, pesado), consistência (duro, mole) e forma (círculo, quadrado, triângulo, retângulo, cubo, pirâmide).

Percepção Gustativa

1. Experimentar coisas que têm e que não têm gosto.
2. Provar alimentos em diferentes temperaturas.
3. Provar alimentos de diferentes sabores e teores.

4. Experimentar alimentos, lambendo ou colocando quantidade pequena na ponta da língua. Quando possível, mastigar e engolir. Provar alimentos com sabor fraco, forte, doce, salgado, azedo, amargo.

Percepção Olfativa
1. Diferenciar odores fortes e fracos, agradáveis e desagradáveis em materiais, como perfume, sabonete, café, tinta guache, álcool, vinagre, chá, flores, água (para mostrar que existem coisas inodoras; usar água mineral, pois a água com cloro tem cheiro).
2. Buscar o reconhecimento de objetos, alimentos, etc., pelos seus cheiros característicos.

Percepção Auditiva
1. Perceber os sons produzidos naturalmente pelo próprio corpo (respiração, batidas cardíacas).
2. Identificar e imitar sons e ruídos produzidos por animais, meios de transporte, fenômenos da natureza e instrumentos musicais.
3. Brincar de descobrir sons: alguém bate com um lápis, em copos, garrafas, etc., e outros dizem de que som se trata.
4. Brincar de cabra-cega.
5. Com uma varetinha, tocar em garrafas iguais contendo quantidades diferentes de água. As garrafas devem estar dispostas conforme a graduação da água, das mais cheias para as menos cheias.

Percepção Visual
1. Identificar cores diversas.
2. Separar objetos altos e baixos, curtos e compridos, finos e grossos, largos e estreitos, cheios e vazios.
3. Agrupar objetos de acordo com suas cores e/ou formas.
4. Descobrir o que falta e absurdos em desenhos.
5. Marcar, entre diversas figuras, letras e números, apenas as que são iguais ao modelo.
6. Encontrar figuras escondidas em um desenho.
7. Descobrir o que foi retirado de um grupo de objetos observando anteriormente. Dizer qual era o objeto e em que posição se encontrava.

EXERCÍCIOS PSICOMOTORES 5

Exercícios de Coordenação
Coordenação Dinâmica Global
1. Rolar sobre esteira ou grama, com os pés juntos e os braços ao longo do corpo, para os dois lados.
2. Engatinhar para frente e para trás, passando sobre obstáculos, por baixo de mesas e cadeiras, sobre caminhos marcados no chão.
3. Andar pela sala, sem esbarrar nos colegas, de início com os olhos abertos e depois de olhos fechados.
4. Dançar ao som de músicas de roda como:
   Ora palma, palma, palma (bater palmas)
   Ora pé, pé, pé (bater o pé no chão)
   Ora roda, roda, roda (rodopiar)
   Caranguejo peixe é (rodopiar)
5. Imitar animais, na brincadeira de cantar:
   Eu conheço um bichinho que se chama... (aqui vai o nome do bicho), vou mostrar como ele anda para você ver como ele é.

Coordenação Visomanual ou Fina
1. Datilografar com um dedo de cada vez, até ter datilografado com todos os dedos das duas mãos.
2. Modelar com massa ou barro.
3. Rasgar e amassar vários tipos de papel.
4. Escolher arroz e feijão.
5. Encaixar peças em jogos de encaixe.
6. Enfiar contas ou macarrão (de orifício grande e depois pequeno) em fio de náilon.
7. Crianças sentadas em círculo passam pequenos objetos, como bolas de gude e grãos de feijão, segurando-os entre o polegar e o indicador. A criança que deixar cair o objeto vai sentar-se dentro do círculo, saindo da brincadeira.
8. Alinhavo ou cartões perfurados. Cada pessoa deve receber um cartão perfurado, para praticar no seu próprio ritmo. Faça com que as pessoas bordem e desfaçam seus próprios trabalhos.
9. Coordenar movimentos de mãos e dedos para: pegar objetos; pegar objetos com pinça; utilizar o conta-gotas para sugar e pingar líquidos; encaixar formas e objetos; encaixar pinos em orifícios; amassar papéis, massa plástica e argila; rasgar papéis; cor-

tar e colar; dobrar; perfurar; enfiar contas; abotoar; amarrar; abrir e fechar caixas e vidros de diversos tamanhos; pintar; desenhar; escrever.

Exercícios de Esquema Corporal
1. O que é, o que é?
    a) São dois e podem ser azuis, verdes, castanhos ou pretos. Quando estou acordada, eles estão abertos. Quando durmo, eles estão fechados. Com eles, vejo tudo que existe.
    b) Temos só um e pode ser grande ou pequeno. Quando estou resfriado, ele fica vermelho e espirrando. Com ele, sinto o cheiro de tudo.
    c) É rosinha. Abre e fecha quando eu falo. Dou beijos com ela. As mulheres passam batom nela quando saem.
    d) São duas e nelas posso usar luvas ou anel. Seguro as coisas com ela. Eu as uso para escrever.
    e) São muitos e brancos. Eu os escovo sempre quando acordo e quando vou dormir. Com eles, mastigo a comida.
    f) Podem ser de diferentes comprimentos e cores. Eu sempre os penteio.
2. Produzir sons com o corpo.
    a) Com o nariz: espirrar, inspirar, fungar.
    b) Com a boca: estalar a língua, assobiar, assoprar, jogar beijo, encher a boca de ar e soltá-lo devagar com as mãos nas bochechas, espirrar, tossir.
    c) Com os dedos: estalar, bater os dedos da mão contra a palma da outra mão.
    d) Com as mãos: bater palmas com as mãos – abertas; em forma de concha; com uma das mãos abertas e a outra em forma de concha e bater com as mãos em várias partes do corpo.
    e) Com os pés: arrastá-los para frente (o pé todo), arrastá-los para trás (com a ponta), golpear o chão com a ponta dos pés, "galopar", pular com um pé só de cada vez, pular com os pés juntos.
3. Vamos cantar? (cantar mostrando e/ou gesticulando as partes do corpo conforme surgem na melodia)
    a) Meu Corpinho (Melodia: "Teresinha de Jesus") – Adaptação: Vania Ranuci Annunziato.
       Meu Corpinho
       Faz muitos sons
       Preste muita atenção

Com as mãos eu bato palmas
Com os pés bato no chão
Com a boca canto e falo
Com os dedos eu estalo
Com o meu corpo movimento, pulo, deito e relaxo.
b) Eu Tenho (Melodia folclórica: "O meu chapéu tem três pontas") – Adaptação: Vania Ranuci Annunziato.
Eu tenho duas perninhas
Uma boca e um nariz
Dois braços e uma barriga
Duas mãozinhas eu sou feliz.
c) Meu Corpo (Melodia folclórica: "Sambalelê") – Adaptação: Vania Ranuci Annunziato.
Os meus dedinhos não param
Os meus pés também não
Eu mexo com a cabeça
Com os pés e com as mãos
Salta, salta
Salta, amiguinho
Pula contando
De um até dez
Salta, salta
Salta, amiguinho
Para na ponta dos pés.

4. Passe e sinta: consiste em passar uma bola de uma das mãos para outra, caminhando com ela em volta de uma parte do corpo (em volta do pescoço, do tronco, do quadril, da coxa, do joelho). Em seguida, a criança deverá verbalizar cada parte e descrever cada movimento.
5. Suba e desça: brincar com bambolê, sentindo-o subir e descer no corpo. A criança deve dizer por onde o bambolê passou, situando partes do corpo, relacionando-as com as outras (o que ficou acima, abaixo, ...)
6. Parte do corpo em outra parte do corpo: nariz no joelho, cabeça no ombro, mão no tornozelo, joelho no joelho, dedos nos ombros, punho na perna, pé na perna, dedos nos dedos, cotovelo na perna e mãos nas costas.
7. Nomear partes do próprio corpo, do corpo dos colegas, do corpo de bonecos.

5 EXERCÍCIOS PSICOMOTORES

Exercícios de Lateralidade

1. Fazer gestos diante do espelho, imitando o educador. Colocando-se ao lado da criança, o educador levanta a mão direita da criança e a sua própria mão direita. Dessa maneira a criança percebe que sua mão direita e a do educador ficam do mesmo lado. Repetir o exercício frente a frente, a fim de que a criança perceba que, se uma pessoa estiver de frente para a outra, os braços correspondentes ficam em posições opostas.
2. Colocar mãos sobre o contorno de mãos desenhadas pela parede, direita sobre direita, esquerda sobre esquerda.
3. Colocar pés sobre o contorno de pés desenhados pelo chão, direito sobre direito, esquerdo sobre esquerdo.

Exercícios de Orientação Espacial

1. Brincar de guia de cego: um é o cego (de olhos vedados), e o outro é o guia que levará o cego a explorar o ambiente. Trocar de papéis para que todos experimentem as sensações de ser cego e de ser guia.
2. Colocar o corpo de maneira a ocupar o máximo de espaço possível, dentro de um bambolê ou no tapete. Encolher o corpo de maneira a ocupar o menor espaço possível.
3. Responder onde está o céu, o teto, o chão, a lâmpada, com palavras, como: em cima, atrás, etc.
4. Obedecer a ordens do tipo: colocar o lápis em cima do papel, a tesoura ao lado da borracha, etc.
5. Montar quebra-cabeças.
6. Jogar amarelinha.
7. Sentar-se no centro de uma cruz desenhada no chão e colocar pequenos objetos nos quatro braços da cruz, conforme for solicitado: "coloque o lápis atrás de você, a boneca na sua frente, ...". Em seguida, dizer o que está na frente, atrás, do lado direito, do lado esquerdo. Sentar-se na cruz em outra posição e responder a perguntas: "E agora, o que está a sua frente? E atrás?...". Repetir o exercício sobre um triângulo e um círculo.
8. Pedir para que todos andem pelo ambiente, explorando-o, primeiro com os olhos abertos e depois com os olhos fechados.

EXERCÍCIOS PSICOMOTORES

Exercícios de Orientação Temporal
1. Ouvir histórias, ou músicas que contêm histórias, e depois contar a sequência dos fatos.
2. Lembrar, com o educador/terapeuta, a sequência de atividades rotineiras de um dia comum, desde o momento de acordar até a hora de dormir, tendo o almoço como referencial de tempo (lembrar tudo o que acontece antes e depois desse referencial, associando o que aconteceu nos períodos: manhã/tarde; dia/noite).
3. Ordenar cartões com figuras e formas e recompor uma história com início, meio e fim.
4. Lembrar os meios de transporte que já utilizou, como triciclo, cavalinho de rolimã, carrinho de pedalar, bicicleta, automóvel, charrete, cavalo, ônibus, trem e comparar as velocidades.
5. Propor montagens com sucatas ou colagens a fim de que as crianças consigam estabelecer analogias do tipo: tudo que pode acontecer ou existir na noite (escuro, lua, estrelas), no verão (calor, uso de pouca roupa, praia), no inverno (frio, uso de roupas quentes).
6. Marcam-se no chão duas linhas, uma de partida e outra de chegada, e os indivíduos ficam um ao lado do outro, atrás da linha de partida. Dado o sinal de início, o educador lança uma bola fazendo-a deslizar pelo chão na direção da linha de chegada, e todos os indivíduos correm de uma linha para outra. Todos deverão atravessar a linha de chegada antes da bola.

Exercícios de Relaxamento
1. Mantendo a criança sentada, pedir para que continue respirando em seu ritmo normal, mas que inspirem pelo nariz e soltem o ar pela boca (como se fosse uma bexiga enchendo e esvaziando).
2. Com as crianças deitadas, de olhos fechados, pedir para que relaxem cada parte do corpo. As instruções devem ser dadas em tom suave; dizer, por exemplo: "Agora vamos relaxar nossos pés, deixá-los bem soltos". Fazer o mesmo em relação às pernas, tronco, barriga, peito, braços, mãos e cabeça:
Esta atividade pode ser feita com uma música suave ao fundo.
3. Imitar o boneco de pau e o boneco de pano: um boneco de pau e um boneco de pano, dois cartazes, cada um apresentando um

boneco em posição diferente: o primeiro em rigidez, e o segundo relaxado.
4. Deitado, relaxar completamente, eliminando as tensõe: uma esteira ou colchonete, pequenas almofadas, que serão colocadas sob a nuca, pulsos e joelhos.
5. Sentar em uma cadeira, com as pernas entreabertas, planta dos pés no chão e olhos fechados; apoiar os cotovelos nas coxas, mãos soltas, tronco e cabeça caídos para frente.
6. Sentar com as pernas estendidas para frente, tronco encostado no espaldar da cadeira e olhos fechados: deixar cair a cabeça molemente para frente, estando com os braços soltos ao longo do corpo.
7. Em pé, de olhos fechados, pés ligeiramente afastados, relaxar "soltando" o tronco, cabeça e braços.

Exercícios de Ritmo
1. Leitura rítmica.
2. Repetir batidas de palmas, pés, bastões, latas, tacos de madeira.
3. Andar, correr, marchar, acompanhando ritmos com músicas diferentes.
4. Imitar movimentos feitos pelo educador/terapeuta e pelos colegas.
5. Ritmos com movimentos corporais sugerindo dança.
6. Acompanhar diversos ritmos com várias partes do corpo.
7. Andar acompanhando ritmos diferentes.
8. Executar movimentos de ginástica acompanhando ritmo e música.

6

Avaliação Psicomotora

A avaliação de qualquer aspecto é um instrumento valioso, pois por meio dela é possível obter as informações sobre o histórico familiar, características do ambiente familiar, a história de vida do paciente e de suas principais dificuldades, permitindo ao profissional o início da terapia.

Não se deve limitar o número de sessões de anamnese com os pais, pois estas devem ser quantas forem necessárias para se ter uma visão dinâmica da problemática em pauta.

O responsável do paciente deve estar ciente que não é possível fazermos uma avaliação em apenas um único atendimento, pois a criança pode não estar a fim ou mesmo não conseguir responder às atividades propostas; sendo assim, podemos dizer que a avaliação é um processo contínuo, pois durante os atendimentos o paciente estará sempre em observação.

Durante a avaliação é importante observar que:

- Não é necessária a presença do responsável do avaliado no momento da avaliação.
- O avaliado deverá estar se sentindo à vontade e bem.
- Deverá haver um entrosamento positivo entre avaliado e avaliador.
- O avaliado e seus familiares deverão sentir segurança no avaliador.
- O ambiente da avaliação deverá ser favorável e agradável.
- Após o término da avaliação total, o avaliador deverá marcar um encontro com os responsáveis do avaliado para que se dê um retorno da mesma, e o avaliado deverá estar ciente.
- O ambiente tem de ser favorável, sendo arejado, limpo, claro, mostrando muita harmonia.

6 AVALIAÇÃO PSICOMOTORA

Ao avaliarmos um paciente menor de idade, geralmente, faz-se necessário a presença de um responsável; no entanto, o mesmo deverá ser informado que não poderá, de modo algum, interferir nas respostas do paciente.

Na maioria dos casos, é a escola quem encaminha o paciente, sendo necessário que o profissional dê um retorno para a instituição, por relatório confidencial ou contato direto pela direção.

O profissional deverá estar preparado para uma possível resistência do avaliado e, nesse momento, o avaliador deve-se sentir tranquilo e aceitar a possível negação para se fazer a avaliação, não esquecendo que, de alguma forma, deverá negociar essa resistência, pois, na maioria das vezes, o avaliado estará testando o profissional.

Normalmente, os responsáveis perguntam sobre a durabilidade dos atendimentos, e o terapeuta deverá informar que não há previsão de término do tratamento, pois dependerá de o paciente responder positivamente às atividades propostas.

O responsável deverá ser informado que, para uma boa evolução da terapia, é necessário assiduidade e participação da família, sempre que solicitada.

Roteiro de Anamnese

I) **Identificação**
Nome:_____
Nascimento:_____ Idade:_____ Sexo:_____
Naturalidade:_____ Nacionalidade:_____
Endereço:_____
Telefone: _____
Filiação: _____
Pai: _____
Idade: _____ Profissão: _____
Mãe: _____
Idade: _____ Profissão: _____
Irmãos (idade, profissão): _____

II) **Queixa Principal**
_____
_____
_____

Outras queixas: _____
_____
_____

Desde quando há o problema? _____

Tratamentos: (faz ou já fez) _____
_____
_____

Faz uso de medicação? Qual? (Por que a dosagem?) _____
_____
_____

Observação: (algum dado em função da queixa) _____
_____
_____
_____
_____

III) **Antecedentes Pessoais:**
Concepção: _____
Gestação: _____
Quanto tempo após a união? _____
Fez pré-natal? _____ Aonde? _____
Abortos: ( ) Natural _____ ( ) Provocado _____
Tombos (mês): _____
Fez/faz uso de: ( ) cigarro ( ) álcool ( ) drogas: qual? _____
Condições psicológicas: _____
Condições físicas: _____

IV) **Condições do Nascimento**
( ) casa ( ) maternidade _____
( ) a termo ( ) prematuro ( ) normal ( ) cesário ( ) fórceps
( ) chorou ( ) icterícia ( ) anóxia ( ) incubadora ( ) problemas respiratórios
Obs.: _____
_____
_____

6 AVALIAÇÃO PSICOMOTORA

V) Sucção/Alimentação
( ) seio até _____ ( ) mamadeira até _____ ( ) chupeta até _____
( ) dedo até _____ ( ) mastiga ( ) engasga com frequência
( ) tosse
Alimentação atual: _____

VI) Desenvolvimento Psicomotor
Sustentou a cabeça? _____ Idade: _____
Rolou? _____ Idade: _____
Engatinhou? _____ Idade: _____ De que forma? ___
Sentou? _____ Idade: _____ ( ) com apoio
( ) sem apoio
Andou? _____ Idade: _____
Cai muito? _____ Esbarra nas coisas? _____
Controle dos esfíncteres? _____
Obs.: _____
_____
_____

VII) Linguagem
Balbuciou? _____ Idade: _____
Falou? _____ Idade: _____

VIII) Escolaridade
Escola atual: _____
Série: _____ Professor(a): _____ Coordenador(a): _____
Já repetiu alguma série? _____ Qual? _____

IX) Aspectos Neurológicos/Emocionais/Sociabilidade
( ) range os dentes ( ) enurese noturna
Dorme sozinho? ( ) sim ( ) não. Com quem? _____
( ) sono calmo ( ) sono agitado _____ ( ) sonambulismo
( ) medos _____ ( ) hábitos _____
( ) tiques _____ ( ) onicofagia _____
( ) convulsões _____ ( ) ausências _____
( ) calmo ( ) agitado ( ) apático ( ) agressivo _____
( ) sociável ( ) comportamento isolado _____
( ) brinca com outras crianças ( ) gosta do contato corporal
Independência: _____
Sexualidade: _____
Atividade de lazer: _____

AVALIAÇÃO PSICOMOTORA

X) **Antecedentes Patológicos** (doenças infantis, internações ...)
___

XI) **Já fez algum exame?** (oftalmológico, audiológico, EEG ...)
___

XII) **Tonicidade**
Hipotonicidade: ___

Hipertonicidade: ___

XIII) **Equilibração**
Equilíbrio estático: ___
Equilíbrio dinâmico: ___
Marcha: ___
Salta: ___
Pés juntos e um pé só: ___
Só o pé direito: ___
Só o pé esquerdo: ___

XIV) **Coordenação**
Oculomanual ou visomanual (mão usada, com ou sem dificuldade)
___

Oculopedal ou visopedal (pé usado, com ou sem dificuldade)
___

Estática: ___
Dinâmica global: ___
Dinâmica manual: ___

Obs.: (verificar se o indivíduo segura o lápis corretamente e postura)

XV) **Esquema Corporal**
Noção do corpo: _____

Conhecimento corporal (nomeia partes do corpo em si e no avaliador):

XVI) **Lateralidade**
Mão (pedir para desenhar) _____

Pé (dar uma bola para chutar) _____

Olho (dar um canudo e pedir para colocar em um dos olhos) _____

Obs.: (não induzir os movimentos; deixar o avaliado começá-los)

XVII) **Respiração** (qual tipo de respiração?)

XVIII) **Relaxação** (consegue se relaxar?)

XIX) **Ritmo**
Poderá ser feito por ruídos diversos, colocando-os em inúmeros ritmos; pedir para repeti-los sem que esteja vendo.

Poderá ser no papel (folha em branco), por estruturas rítmicas

_____
_____
_____
_____

XX) **Orientação Espacial** (noção de cima, embaixo, frente, atrás, dos lados)

_____
_____
_____
_____

XXI) **Orientação Temporal** (noção de hoje, amanhã, antes, depois, dia, tarde, noite)

_____
_____
_____

XXII) **Percepção**
Visual: _____
Gustativa: _____
Auditiva: _____
Tátil: _____
Olfativa: _____

XXIII) **Ditado**
Características da escrita: _____
_____
Tipos de erros: _____

XXIV) **Leitura e Interpretação de Texto**

_____
_____
_____
_____

XXV) **Matemática**

_____
_____
_____
_____

XXVI) **Verbalização** (linguagem e organização da vivência do espaço e tempo)
___
___
___

Observações Gerais:
___
___
___
___
___
___
___

Impressão Diagnóstica:
___
___
___
___
___

    Rio de Janeiro, ____ de _____ de _____

___

7
Conclusão

A psicomotricidade está presente em todos os nossos movimentos (mesmo que o corpo esteja estático), estando sempre em evidência o corpo, o espaço, e o tempo, já que nosso corpo ocupa sempre um lugar durante um determinado tempo.

O bom desenvolvimento psicomotor é a base de tudo, ele existe desde quando o bebê nasce e vai-se aperfeiçoando com o passar do tempo. Esta estabilidade precisa existir para que haja um bom desenvolvimento da criança.

As alterações psicomotoras devem ser detectadas o mais cedo possível, pois à medida que a criança cresce, essas alterações vão tomando outros transtornos de conduta, acarretando, assim, prejuízo no processo de aprendizagem.

É de fundamental importância que a criança vivencie o mundo, utilizando como meio o próprio corpo. Pelo brincar, ela busca subsídios lúdicos para se desenvolver. O terapeuta/educador assume um papel fundamental neste processo, pois é ele que arma de maneira planejada as brincadeiras mais pertinentes para que esse desenvolvimento ocorra. Ele fará com que a criança não se fragmente, pois se oferece como elo de todos os aspectos que constituem um indivíduo: os aspectos cognitivos, socioafetivos e psicomotores.

Durante a pré-escola, a criança deve ser bem estimulada, favorecendo, assim, sua futura alfabetização.

O alfabetizador é uma das pessoas mais importantes no processo de aprendizagem, pois cabe a ele a responsabilidade de, por situações concretas, envolvendo objetos e o próprio corpo da criança, criar atividades motoras, com intuito de preparar a criança para ser alfabetizada.

7 CONCLUSÃO

Se a criança não for bem preparada, ou seja, não vivenciar o mundo corporalmente, pode aparecer o que chamamos de distúrbio psicomotor e/ou distúrbio de aprendizagem.

A criança não deve ser vista de forma segmentada, mas, sim, integralmente, articuladamente, em que um segmento está diretamente integrado e vivo de acordo com o outro e dependendo do outro. Sempre que necessário, devemos voltar para as estruturas de base onde iremos trabalhar postura, esquema corporal, lateralidade, estruturação espaçotemporal, etc.

Em geral, a criança é rotulada como: relapsa, desatenta, preguiçosa, agitada, apática, desorganizada, sem vontade de aprender, e isto vira uma situação que tende a se agravar.

O ambiente em que a criança vive é muito importante, tanto em casa como na escola, quanto durante uma reeducação, a criança deve sentir-se apoiada, ajudada e não julgada.

Reflexão

Ninguém...
Ninguém é tão forte, que não tenha chorado.
Ninguém é tão fraco, que não tenha vencido.
Ninguém é tão inútil, que não tenha contribuído.
Ninguém é tão sábio, que não tenha errado.
Ninguém é tão corajoso, que não tenha medo.
Ninguém é tão medroso, que não tenha coragem.
Ninguém é tão ninguém, que não precise de alguém,
como eu preciso de você.
(Autor desconhecido, Sd.)

Motivar a criança é muito importante, pois sem apoio ela pode se sentir desamparada, mas, quando compreendida e apoiada, ganha segurança e vontade de colaborar.

Bibliografia

Almeida GP. *Teoria e prática em psicomotricidade: jogos, atividades lúdicas, expressão corporal e brincadeiras infantis*, 2. ed. Rio de Janeiro: WAK Editora; 2007.
Alves F. *Psicomotricidade: corpo, ação e emoção*. Rio de Janeiro: WAK Editora; 2003.
Annunziato V R. *Jogando com os sons e brincando com a música*. São Paulo: Paulinas; 2002.
Barros C SG. *Pontos de psicologia escolar*. São Paulo: Ed. Ática; 1995. cap. 15.
Bertherat T , Bernstein C. *O corpo tem suas razões. Antiginástica e consciência de si*, 13. ed. São Paulo: Ed. Martins Fontes; 1987.
Bossenmeyer M. *Guia para o desenvolvimento da percepção motora*. São Paulo: Editora Manole; 1989.
Campos AMA. *Discalculia: superando as dificuldades em aprender matemática*. 2. ed. Rio de Janeiro: WAK Editora; 2015.
Canongia MB. *Psicomotricidade em fonoaudiologia*, 2. ed. Rio de Janeiro: Edição do Autor; 1986.
Canongia MB. *Fonoaudiologia e a educação escolar*. 2. ed. São Paulo: Phoenix Editora; 2006.
Caraciki AM. *Pré-dislexia e dislexia*. Rio de Janeiro: Enelivros Editora; 1994. Série Distúrbios da Palavra.
Costa AC. *Psicopedagogia & psicomotricidade. Pontos de interseção nas dificuldades de aprendizagem*. 2. ed. Rio de Janeiro, Petrópolis: Ed. Vozes; 2002.
Cupello RCM. *1.000 perguntas em fonoaudiologia*. Rio de Janeiro: Ed. Revinter; 1994. Caps. V e VII.
De Meur A, Staes L. *Psicomotricidade. educação e reeducação*. São Paulo: Ed. Manole; 1991.

BIBLIOGRAFIA

Dias CMC. *Técnicas fonoaudiológicas de recuperação dos problemas da linguagem II* (Anotações de aula). FRASCE; 2002.

Filho AB, SÁ CMF. *Psicomovimentar*. São Paulo: Ed. Papirus; 2001.

Fitó AS. *Por que é tão difícil aprender? O que são e como lidar com os transtornos de aprendizagem.* São Paulo: Ed. Paulinas; 2012.

Fonseca V. *Manual de observação psicomotora.* Porto Alegre: Artes Médicas;1995.

Frug CS. *Educação motora em portadores de deficiência: formação da consciência corporal.* São Paulo: Plexus Editora; 2001.

Goulart IB. Piaget. *Experiências básicas para utilização pelo professor.* 19. ed. Petrópolis: Ed. Vozes; 2002.

José EA, Coelho MT. *Problemas de aprendizagem.* 5. ed. São Paulo: Ed. Ática; 1993.

Kephart N. *O aluno de aprendizagem lenta.* Porto Alegre: Artes Médicas;1986.

Lefèvre AB. *Exame neurológico evolutivo do pré-escolar normal – Monografias médicas. Série Pediatria.* 2. ed. São Paulo: Sarvier; 1976. v. V.

Nagib L. *Avaliação fonoaudiológica da fala I* (Anotações de aula). FRASCE; 2000.

Nicola M. *Psicomotricidade. Manual básico.* Rio de Janeiro: Ed. Revinter; 2003.

Oliveira GC. *Psicomotricidade. Educação e reeducação num enfoque psicopedagógico.* 3. ed. Petrópolis, RJ: Ed Vozes; 1999.

Oliveira GC. *Avaliação psicomotora à luz da psicologia e da psicopedagogia.* Petrópolis, RJ: Ed Vozes; 2003.

Pereira RC. *A Influência do transtorno psicomotor no distúrbio de aprendizagem.* (Monografia.) Rio de Janeiro: UCAM; 2003.

Relvas MP. *A neurobiologia da aprendizagem para uma escola humanizadora: observar, investigar e escutar.* Rio de Janeiro: WAK Editora; 2017.

Stelling S. *Dislexia.* Rio de Janeiro: Ed Revinter; 1994.

Vargas GMB, Maia H (org). *Neuroeducação; a relação entre saúde e educação (coleção Neuroeducação).* Rio de Janeiro: WAK Editora; 2011. v. 1.

Weil P, Tompakow R. *O corpo fala. A linguagem silenciosa da comunicação não-verbal.* 48. ed. Petrópolis, RJ: Ed Vozes; 1999.

BIBLIOGRAFIA

Jornais, Revistas e Apostilas
Apostila de apoio do curso organizado pela equipe do Centro de Pesquisa, Diagnóstico e Tratamento Transdisciplinar das Dificuldades de Aprendizagem. Projeto Holos. Sd.
Cezimbra M. Quando a má leitura dificulta o aprendizado. *O Globo* – Jornal da Família 2001 Out 7;3.
CRFa 1 em Revista. Ano 3. N° 3. 1999.
Estill CA. As muitas faces da dislexia. *O Globo* – Jornal da Família 2001 Jul 22;3.
Estill CA. Como entender a criança com dislexia. *O Globo* – Jornal da Família 2001 Jul;3.
Lopes PS. *Noções básicas de Fonoaudiologia.* (Apostila de Curso) UGF; 1997.

Websitegrafia
Alves RCS. *Psicomotricidade II.* Disponível em: www.psicocomotricialves.com/PSICOMOTRICIDADE_II.pdf. Acesso em 2008 Ago 25.
Goretti AC. *A Psicomotricidade.* Disponível em: www.cepagia.com.br/textos/a_psicomotricidade_amanda_ cabral.doc. Acesso em 2007 Jun 28.
Ludicidade e expressão corporal através da psicomotricidade. Disponível em: http://200.156.28.7/Nucleus/media/common/Downloads_Palestra_2.Doc. Acesso em 2008 Set 22.
Pereira RC. *A importância da psicomotricidade no processo de aprendizagem. Disponível em: http://www.portaleducacao.com.br/fonoaudiologia/artigos/60008/a-importancia-da-psicomotricidade-no-processo-de-aprendizagem.* Acesso em 2015 Jul 02.
Pereira RC. *A influência da psicomotricidade na comunicação.* Disponível em: http://www. portaleducacao.com.br/fonoaudiologia/artigos/60009/a-influencia-da-psicomotricidade-na-comunicao. Acesso em 2015 Jul 02.
Perfil psicomotor associado à aprendizagem escolar. Disponível em: www.efdeportes.com/efd79/ psicom.htm. Acesso em 2007 Maio 28.

Índice Remissivo

A

Afetividade, 19
Alterações
   da função motora, 39
   escolares, 40
   psicomotoras, 79
Anamnese, 72
Apraxia motora, 39
Aprendizagem, 1, 2
Aquisições tônicas, 19
Áreas psicomotoras, 25
Avaliação psicomotora, 71

B

Brincadeiras, 61
Brinquedos, 61

C

Cérebro, 54
Compreensão, 47
Comunicação, 25
   verbal, 19
      prelúdio da, 19
Conceito corporal, 30
Conceitualização, 5
Conhecimento de "esquerda – direita", 31
Construção da temporalidade, 34

Coordenação, 21
   dinâmica, 27
      exercícios, 65
   estática, 27
   exercícios de, 65
   geral, 27
   global, 27
   motora, 26
   visomanual ou fina, 27
      exercícios, 65
   visomotora, 28
Corpo
   descoberto, 30
   percebido, 30
   representado, 31
   vivido, 30

D

Debilidade psicomotora, 38
Desenvolvimento
   do pensamento quantitativo, fases, 14
      inteligência
         sensório-motora, 14
      operacional concreto, 15
      operacional formal, 15
      pré-operacional, 15
   motor infantil, 24
   neuropsicomotor, 25
   psicomotor, 20, 79
   socioafetivo, 42

ÍNDICE REMISSIVO

Desinibição, 47
Desorientação
   direita/esquerda, 47
Dificuldades
   naturais, 7
   secundárias, 7
Dimensão temporal, 55
Discalculia, 48, 49
   gráfica, 13
   ideognóstica, 13
   léxica, 13
   natural, 14
   operacional, 13
   practognóstica, 13
   secundária, 14
   verbal, 13
   verdadeira, 14
Disgrafia, 10, 49
Dislexia, 9, 49
Disortografia, 12
Distração, 47
Distúrbios(s)
   de aprendizagem, 5, 7, 46, 48
      causas, 8
         cognitivas, 8
         emocionais, 8
         neurológicas, 8
         orgânicas, 8
         pedagógicas, 8
         psicológicas, 8
         socioculturais, 8
         socioeconômicas, 8
   de formulações e síntese, 49
   de lateralidade, 47
Domínio corporal, 42

E

Educação psicomotora, 40, 41
Equilibração, 53

Equilíbrio, 21, 26
   dinâmico, 26
   estático, 26
Espaço, 33
Esquema corporal, 21, 28, 30
   exercícios de, 66
Estruturação
   espacial, 21, 33
   espaço-temporal, 32, 54
   temporal, 21, 34
Exercícios
   de comunicação e expressão, 62
      fonoarticulatórios, 62
      respiratórios, 62
   de coordenação, 65
   de esquema corporal, 66
   de lateralidade, 68
   de orientação
      espacial, 68
      temporal, 69
   de percepção, 63
   de relaxamento, 69
   de ritmo, 70
   psicomotores, 61
Expressão, 25
   verbal e gestual, 62

F

Formação reticular, 52

H

Habilidades conceituais, 36
Hierarquia das experiências, 3, 4
Hipercinesia, 37

I

Imagem, 4
   corporal, 29

Imperícia, 39
Inibição
 e modificação da atividade
  reflexa primitiva (ARP), 25
 psicomotora, 38
 voluntária, 42
Instabilidade psicomotora, 37

J

Jogo, 61

L

Lateralidade, 21, 28, 31, 32
 cruzada, 39
 exercícios de, 68
Lateralização, 53
Leis do desenvolvimento motor, 24
 primeira lei – cefalocaudal, 24
 segunda lei – próximo-distal, 24
 terceira lei – caudoencefálico, 24
Lobo
 frontal, 58
 occipital, 53, 58
 parietal, 53, 58
 temporal, 53 L, 58
Luria, A. R., 51
 primeira unidade
  funcional de, 52
 segunda unidade
  funcional de, 53
 terceira unidade
  funcional de, 56

M

Matemática, 36
Maturação, 1, 2
Momento inicial do ensino, 9
Motricidade, 17
Mudanças nas posturas e
 movimentos, 25

N

Noção do corpo, 54, 55

O

Organização
 espacial, 54
 funcional do cérebro, 52
Orientação
 espaço-temporal, 34, 35
  espacial, 68
  exercícios de, 68
  temporal, 69
  exercícios de, 69

P

Parotonia, 38
Percepção, 4, 26, 63
 auditiva, 64
  exercícios, 64
 gustativa, 63
  exercícios, 63
 olfativa, 64
  exercícios, 64
 tátil, 63
  exercícios, 63
 visual, 64
  exercícios, 64
Perseveração, 47
Praxia
 fina, 56
 global, 56
Psicomotricidade, 17, 18, 37, 79
Psiquismo, 17

R

Reação gradativa do corpo contra
 a ação da força da gravidade, 25
Reeducação psicomotora, 42
Relaxamento, 69
 exercícios de, 69

ÍNDICE REMISSIVO

Respiração, 28
Ritmo, 34
  exercícios de, 70
Ruptura da atenção, 47

S

SARA (Sistema Ativador Reticular
  Ascendente), 53
Sensação, 4
Simbolização, 5
Simultaneidade, 55
Sincinesias, 38
Síndrome hipercinética, 37

T

tempo, 33
  subjetivo, 34
  objetivo, 34
Teoria do sistema funcional, 52
Terapia psicomotora, 43
Tonicidade, 19, 53
Trabalho psicomotor, 40
Transtornos
  de aprendizagem, 3
  psicomotores, 36, 37, 46
Tronco cerebral, 54, 58